FORSCHUNGSBERICHTE DES LANDES NORDRHEIN-WESTFALEN

Nr. 1616

Herausgegeben
im Auftrage des Ministerpräsidenten Dr. Franz Meyers
von Staatssekretär Professor Dr. h. c. Dr. E. h. Leo Brandt

DK 612.745.1

Professor Dr.-Ing. Walter Rohmert

Direktor des Instituts für Arbeitswissenschaft der Technischen Hochschule Darmstadt
Arbeit aus dem Max-Planck-Institut für Arbeitsphysiologie, Dortmund
Direktor: Professor Dr. Gunther Lehmann
Leiter: Professor Dr. E. A. Müller

Maximalkräfte von Männern im Bewegungsraum der Arme und Beine

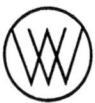

WESTDEUTSCHER VERLAG · KÖLN UND OPLADEN 1966

ISBN 978-3-663-06380-3   ISBN 978-3-663-07293-5 (eBook)
DOI 10.1007/978-3-663-07293-5

Verlags-Nr. 011616

© 1966 by Westdeutscher Verlag, Köln und Opladen

Gesamtherstellung: Westdeutscher Verlag

Inhalt

1. Einleitung 7

2. Bestimmung und Abgrenzung der Begriffe 8
   - 2.1. Maximalkraft.. 8
   - 2.2. Maximale Muskelkraft 8
   - 2.3. Maximale Stellungskraft 8

3. Methodik... 9
   - 3.1. Art der Kraftmessungen 9
   - 3.2. Lage des Kraftangriffspunktes bei den Armkraftmessungen . 9
   - 3.3. Lage des Kraftangriffspunktes bei den Tretkraftmessungen 12
   - 3.4. Untersuchte Körper- und Gliedmaßenstellungen 13
   - 3.5. Meßeinrichtungen zur Bestimmung der Maximalkräfte 14
   - 3.6. Anthropometrische Messungen 14

4. Ergebnisse... 16
   - 4.1. Überblick über Versuchspersonen und Umfang der Kraftmessungen 16
   - 4.2. Anthropometrische Messungen der Versuchspersonen 18
   - 4.3. Isodynen im Bewegungsraum der Arme..................... 18
   - 4.3.1. Berechnung der Mittelwerte der Einzelmessungen 18
   - 4.3.2. Größte positive und negative prozentuale Abweichung eines Einzelwertes von dem für drei Einzelwerte berechneten arithmetischen Mittelwert.. 19
   - 4.3.3. Abhängigkeit der Maximalkraft von der Armreichweite .. 20
   - 4.3.4. Angabe von Isodynen 21
   - 4.3.5. Interindividuelle Streubereiche der Isodynen.......... 28
   - 4.4. Tretkräfte im Bewegungsraum der Beine 28

5. Folgerungen aus den Ergebnissen 35

6. Zusammenfassung 36

7. Literaturverzeichnis.. 37

1. Einleitung

Es liegen bereits zahlreiche Untersuchungen über die maximalen Kräfte an Hand- und Fußhebeln verschiedener Art sowie an ähnlichen Bedienteilen von Maschinen und Apparaten vor. ROHMERT und HETTINGER [26] haben es in jüngster Zeit unternommen, die Ergebnisse zu sammeln und in übersichtlichen Tabellen und Diagrammen als Arbeitsunterlage für die praktische Tätigkeit von Arbeitsstudienmännern, Betriebsingenieuren, Arbeitsvorbereitern, Architekten, Fertigungsingenieuren und Konstrukteuren zusammen zu stellen. Es sei an dieser Stelle die in der Zusammenstellung verarbeitete Literatur zitiert [1, 3, 4, 5, 6, 8, 9, 10, 11, 12, 13, 14, 15, 16, 17a, 18, 20, 21, 23, 25, 28, 29, 30, 31, 32, 33, 34, 35], da die Zusammenstellung für den Praktiker auf Literaturhinweise verzichtete.
Trotz der zahlreichen durchgeführten Einzeluntersuchungen fehlt jedoch eine umfassende biometrische Analyse der Maximalkräfte des Menschen im gesamten Bewegungsraum der Gliedmaßen in allen Richtungen und Abständen relativ zum Körper und in den verschiedensten Körperstellungen. Wir stellten uns die Aufgabe, eine solche Analyse zu beginnen.
Aus den Ergebnissen der Messungen maximaler Kräfte im Bewegungsraum der Arme und Beine soll ein Biometrischer Kraftatlas erstellt werden, in dem für die sechs Koordinatenrichtungen und für beide Drehrichtungen Isodynen (Linien gleicher Kräfte) in verschiedenen Ebenen einzuzeichnen sind.

2. Bestimmung und Abgrenzung der Begriffe

Solange es nicht möglich ist, Muskelkräfte entweder unmittelbar im bzw. am Muskel selbst zu messen oder an einem Gliedmaßenmodell des menschlichen Körpers aus Gleichgewichtsbetrachtungen zu berechnen, kann die Kraftwirkung des Körpers nach außen praktisch nur durch Messung der außerhalb des Körpers wirkenden Reaktionskräfte ermittelt werden.
Dabei sind folgende Reaktionskräfte zu unterscheiden und zu definieren:

2.1. Maximalkraft

Diejenige außerhalb des Körpers meßbare Reaktionskraft, die bei willentlicher größtmöglicher Anstrengung als Folge einer isometrischen Muskelkontraktion bei definierter Körper- und Gliedmaßenstellung in einer bestimmten Richtung vom Körper nach außen übertragen werden kann. Die Maximalkraft kann eine maximale Muskelkraft oder eine maximale Stellungskraft sein.

2.2. Maximale Muskelkraft

Die bei willentlicher größtmöglicher isometrischer Muskelkontraktion außen in einer bestimmten Richtung meßbare Reaktionskraft; sie kann lediglich 2–6 sec ausgeübt werden.

2.3. Maximale Stellungskraft

Diejenige außerhalb des Körpers meßbare Reaktionskraft, die bei willentlicher größtmöglicher Anstrengung als Folge einer isometrischen Muskelkontraktion bei definierter Körper- und Gliedmaßenstellung in einer bestimmten Richtung vom Körper nach außen übertragen werden kann. Nicht jede vom Körper nach außen übertragene Kraft beruht auf Muskelkraft. Sie kann ganz oder zum Teil durch das Körpergewicht oder Teilkomponenten zustande kommen. Die maximale Stellungskraft des Körpers kann ferner dadurch bei einer geringeren als der maximalen Muskelkraft begrenzt sein, daß die verfügbare Gegenkraft zu klein ist. In diesen Fällen ist eine größtmögliche isometrische Muskelkontraktion nicht erreichbar.
Bei unseren untersuchten Maximalkräften handelt es sich in fast jeder Körper- und Gliedmaßenstellung um maximale Stellungskräfte.

3. Methodik

3.1. Art der Kraftmessungen

Da bei einer gegebenen Körper- und Gliedmaßenstellung und damit bei gegebener Muskellänge die isometrisch gemessene maximale Muskelkraft stets größer als die Kraft ist, gegen die sich der Muskel zu verkürzen vermag (REICHEL [19]), können reproduzierbare Maximalkraftmessungen und insbesondere auch maximale Muskelkraftmessungen nur mit isometrischen Muskelkontraktionen durchgeführt werden. Unsere Kraftmessungen erfolgten daher isometrisch.

In jeder untersuchten Gliedmaßenstellung hatten die Versuchspersonen nacheinander drei isometrische Kontraktionen auszuüben. Jede Kontraktion dauerte etwa 1 sec, wodurch sichergestellt wurde, daß die für den Anstieg der Muskelkraft auf die gewünschte Höhe erforderliche Mindestzeit wenigstens so lange überschritten wurde, daß sich ein Maximalkraftwert als steady-state-Wert ablesen ließ. Zwischen je zwei Kontraktionen wurde eine Pause (ROHMERT [22]) eingelegt, um eine zunehmende Ermüdung der Muskeln durch statische Kontraktionsarbeit zu verhindern. In der Regel hatten die Versuchspersonen nach jeder bestimmten Kontraktion in einer bestimmten äußeren Kraftrichtung anschließend in entgegengesetzter Kraftrichtung eine Kontraktion der antagonistischen Muskeln auszuüben. Der hierfür erforderliche Zeitaufwand der Kontraktion und der Meßbereichsumschaltung wurde auf die nach der vorausgegangenen Kontraktion erforderliche Pausendauer angerechnet.

3.2. Lage des Kraftangriffspunktes bei den Armkraftmessungen

Die gemessenen Kräfte wurden an dem Holzhandgriff von 30 mm Durchmesser der Dynamometer ausgeübt. Es darf vereinfachend angenommen werden, daß eine an einem derartigen Handhebel auszuübende Kraft etwa im Handschwerpunkt angreift, wenn der Druck auf den Handgriff von den den Griff umschließenden Fingern sowie dem Daumen ausgeübt wird. Die Abb. 1 zeigt die bei den Kraftmessungen angewendete Umklammerungshaltung der Finger. Im folgenden wird angenommen, daß der Kraftangriffspunkt mit dem Schwerpunkt der Hand in der Umklammerungshaltung entsprechend Abb. 1 identisch ist und in die bei allen Messungen senkrecht stehende Handgriffachse fällt. Die Lage des Handschwerpunktes wurde von BRAUNE und FISCHER [2] sowie von DEMPSTER [7] ermittelt. Wir stützten uns auf diese Untersuchungen und nahmen den Handschwerpunkt für den Umklammerungsgriff der Hand etwa in Höhe des Mittelfingergelenkes an.

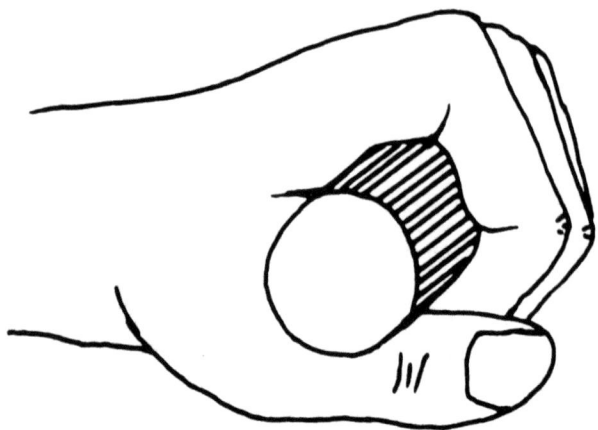

Abb. 1 Umklammerungshaltung der Finger beim Ausüben und Halten großer Greifkräfte der Hand

Zur Kennzeichnung der Lage des Kraftangriffspunktes wurden Polarkoordinaten gewählt, die jedem als geographische Koordinaten geläufig sind. Im Mittelpunkt des Koordinatensystems liegt der Schultergelenkmittelpunkt.

Jeder Kraftangriffspunkt im Bewegungsraum kann dann bezogen auf den Schultergelenkmittelpunkt durch drei Zahlenangaben festgelegt werden, durch eine Abstandskoordinate, die im Längenmaß gemessen wird und durch zwei Winkelkoordinaten, die den zur Ortsbestimmung auf der Erdoberfläche verwendeten Angaben von geographischer Länge und Breite entsprechen und im Gradmaß gemessen werden.

Die Abstandskoordinate wurde Armreichweite genannt. Man versteht darunter:

Armreichweite = Abstand des Handschwerpunktes
vom Schultergelenkmittelpunkt

Um die Unterschiede in den absoluten Armlängen der untersuchten Versuchspersonen auszuschalten und alle Messungen für gleiche Gelenkstellungen und Muskellängen vergleichen zu können, wurde die Armreichweite nicht in einem absoluten Längenmaßstab ausgedrückt. Vielmehr wurde die bei gestrecktem Arm (gestrecktem Ellenbogengelenk) gemessene Armreichweite = 100% gesetzt. Die Abb. 2 zeigt Skizzen für Kraftangriffspunkte, für die die Armreichweite 100%, 75% und 50% beträgt. In der linken Skizze der Abbildung sind als Beispiele Hüllflächen für die drei verschiedenen Armreichweiten eingezeichnet. In diesen Flächen liegen die definierten Kraftangriffspunkte. Die rechte Skizze der Abbildung zeigt in der Draufsicht die Spurlinien der Hüllflächen in der normalen horizontalen Arbeitsebene der Hände. Die Spurlinien sind keine exakten Kreisbögen und die Hüllflächen keine exakten Kugelflächen, da keine Körperfixationen der Versuchspersonen während der Messungen vorgesehen waren, um die Verhältnisse der Praxis besser nachzubilden und wie dort Verlagerungen der Schultergelenkmittelpunkte zuzulassen.

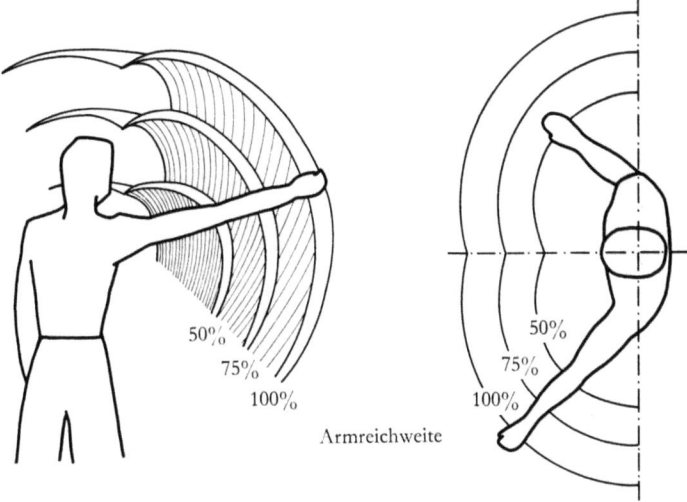

Abb. 2 Mögliche Lage der Kraftangriffspunkte relativ zum Körper: Beschreibung der Armreichweite als Abstandskoordinate im Polarkoordinatensystem

Die Lage des Kraftangriffspunktes relativ zum Schultergelenkmittelpunkt wird außer durch die Armreichweite durch die Angabe von zwei Winkeln festgelegt:

Winkel α gibt die Höhenlage des Kraftangriffspunktes in bezug auf den Schultergelenkmittelpunkt an. Dieser Winkel entspricht der Angabe der geographischen Breite zur Ortsbestimmung auf der Erdoberfläche (wobei nördliche geographische Breiten als positiv, südliche als negativ anzusehen sind). Denkt man sich durch den Schultergelenkmittelpunkt eine waagerechte, zum Erdboden parallele Fläche gelegt, so ist für Kraftangriffspunkte, die in dieser Ebene liegen, der Winkel $\alpha = 0°$. Kraftangriffspunkte oberhalb dieser Ebene werden durch einen positiv gezählten Winkel α angegeben; Kraftangriffspunkte unterhalb durch einen negativ gezählten Winkel α. Maximalkräfte mit Kraftangriffspunkten in Winkelstellungen von $+30°$, $0°$, $-30°$ und $-60°$ wurden untersucht. Die linke Skizze der Abb. 3 gibt eine graphische Erläuterung des Winkels α.

Winkel β kennzeichnet die seitliche Lage des Kraftangriffspunktes in bezug auf den Körper. Dieser Winkel entspricht der Angabe der geographischen Länge zur Ortsbestimmung auf der Erdoberfläche. Für Kraftangriffspunkte, die in einer zur Symmetrie-Ebene des Körpers parallelen Ebene durch das Schultergelenk liegen, ist der Winkel $\beta = 0°$. Unter Symmetrie-Ebene wird diejenige Ebene verstanden, die den Körper von oben nach unten in eine rechte und linke spiegelbildliche Hälfte teilt. Maximalkräfte mit Kraftangriffspunkten in Winkelstellungen von $0°$, $30°$, $60°$ und $90°$ seitwärts der Bezugsebene wurden untersucht. Die rechte Skizze der Abb. 3 gibt eine graphische Erläuterung des Winkels β.

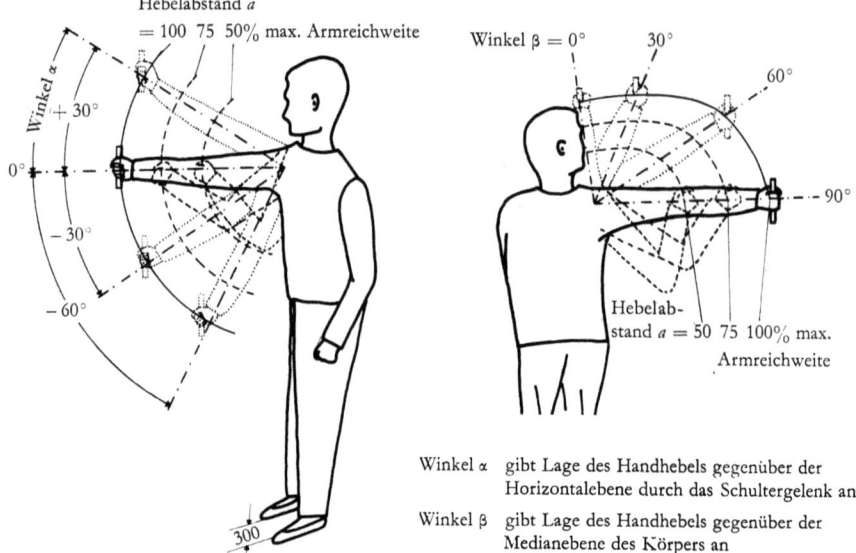

Winkel α gibt Lage des Handhebels gegenüber der Horizontalebene durch das Schultergelenk an

Winkel β gibt Lage des Handhebels gegenüber der Medianebene des Körpers an

Abb. 3 Mögliche Lage der Kraftangriffspunkte relativ zum Körper: Beschreibung der beiden Winkelkoordinaten im Polarkoordinatensystem

3.3. Lage des Kraftangriffspunktes bei den Tretkraftmessungen

Die Tretkräfte wurden in der zur Symmetrie-Ebene des Körpers parallelen Ebene durch das Hüftgelenk gemessen. Die Kraftrichtung lag in Richtung der über den Fuß hinaus verlängerten Verbindungslinie Hüftgelenkmittelpunkt–Knöchel. Die Tretkraft wurde an einem Fußpedal (ebene Fläche von 10×20 cm) ausgeübt. Die Kraftübertragung erfolgte vom Ballen des Fußes aus; die Hacke des Fußes wurde dabei nicht belastet.

Die jeweilige Pedalstellung, in der die Kraftmessungen durchgeführt wurden, läßt sich durch die Angabe des Pedalabstandes und der Pedalhöhe kennzeichnen. Diese Definitionen wurden gewählt, weil sie in der Regel bei der praktischen Anwendung derartiger Ergebnisse für einen ökonomischen Einsatz der Kräfte von Fahrzeugführern benutzt werden.

Pedalabstand a gibt den Abstand des Pedals vom Hüftgelenkmittelpunkt an. Der bei gestrecktem Bein (gestrecktem Kniegelenk) gemessene Pedalabstand wurde individuell unabhängig gleich 100% gesetzt. Die Angabe aller Pedalabstände a erfolgte in Prozent des maximalen Pedalabstandes bei gestrecktem Bein. Pedalabstände von 95, 90 und 85% des maximalen Pedalabstandes wurden untersucht.

Pedalhöhe h kennzeichnet die Höhenlage des Fußpedals (Knöchels des Sprunggelenkes) über oder unter der Horizontalebene durch das Hüftgelenk. Denkt man sich durch das Hüftgelenk eine waagerechte, zum Erdboden parallele Fläche gelegt, so ist für alle Fußpedale, die in dieser Ebene liegen, die Pedalhöhe gleich Null. Oberhalb dieser Ebene liegende Fußpedale werden durch eine negativ gezählte Höhe angegeben, unterhalb dieser Ebene liegende Fußpedale werden mit positiven Höhenangaben gezählt. Die Pedalhöhe wurde in Stufen von jeweils 50 mm zwischen Pedalhöhen h von — 250 mm und + 500 mm verändert.

Die Abb. 4 erläutert in einer Skizze den Pedalabstand a und die Pedalhöhe h für einige Pedalstellungen.

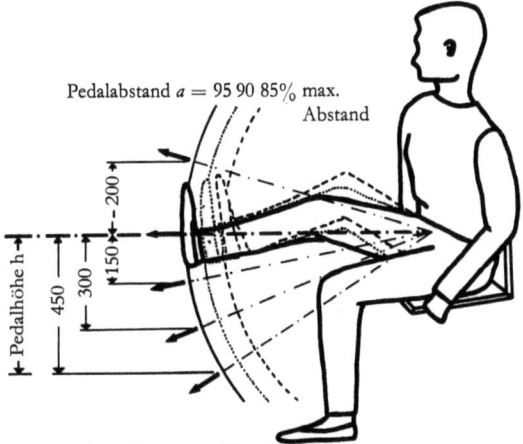

Abb. 4 Beinstellungen beim Ausüben von Tretkräften

3.4. Untersuchte Körper- und Gliedmaßenstellungen

Der größte Teil der Armkraftmessungen wurde im Stehen durchgeführt. Bei diesen Versuchen standen die Versuchspersonen frei aufrecht ohne jede Körperfixierung. Bei derartigen Messungen hängt die Maximalkraft wesentlich von der Stellung der Füße auf dem Erdboden ab (ROHMERT [23]). Wir wählten als Fußstellung für alle Messungen ein normales breitbeiniges Stehen, wie es meist bei Arbeitern, die mit stehender Tätigkeit beschäftigt sind, beobachtet werden kann. Bei allen Messungen wurden die beiden Füße parallel zueinander im Abstand von 30 cm gegrätscht. Da lediglich die Fußstellung festgelegt war, konnten die Schultergelenkmittelpunkte während der Kraftausübungen verlagert werden, was den Gegebenheiten der Praxis entspricht.

Bei einem Teil der Armkraftmessungen saßen die Versuchspersonen auf einem normalen Stuhl mit Rückenlehne: Sitzhöhe 46 cm, Sitzbreite vorne 41 cm, Sitztiefe 40 cm, Beginn der Rückenlehne über der Sitzfläche 20 cm, Höhe der Rückenlehne 20 cm, Breite der Rückenlehne 43 cm; die Rückenlehne war leicht gewölbt und dem Rücken angepaßt; die Sitzfläche war leicht (etwa 2°) nach hinten geneigt, ihre Oberfläche lasiert. Die Versuchspersonen saßen in aufrechter Haltung, mit angelehntem Rücken, gegrätschten Knien und 30 cm breitgestellten Füßen.

Bei allen Tretkraftmessungen saßen die Versuchspersonen in einer Stellung entsprechend Abb. 4. Die Sitzfläche war 3° nach hinten geneigt und wie die Rückenlehne mit hartem, flachem Schaumgummi gepolstert. Die Rückenlehne wies in 18 cm Höhe über der niedergedrückten Polsterung der Sitzfläche einen AKERBLOOM-Knick auf. Die Rückenlehne war 50 cm hoch und in ihrem oberen Abschnitt 110° gegen die Waagerechte geneigt.

Die jeweiligen, bei den verschiedenen Kraftmessungen eingenommenen Gliedmaßenstellungen können leicht reproduziert werden. Sie ergeben sich aus der betreffenden Körperstellung und dem für jede Messung beschriebenen Kraftangriffspunkt.

3.5. Meßeinrichtungen zur Bestimmung der Maximalkräfte

Wir verwendeten bei den Messungen das Dehnungsmeßstreifenverfahren. Die Dehnungsmeßstreifen sind in den bereits früher von ROHMERT [22] beschriebenen Dynamometern eingebaut. Zur Messung der senkrecht nach oben und unten gerichteten Kräfte und der Torsionskräfte wurden die nach ROHMERT und NEUHAUS [27] modifizierten Dynamometer benutzt.

Alle Messungen erfolgten in einer Versuchsanordnung, die bereits früher von ROHMERT [23] ausführlich beschrieben worden ist. Es handelt sich um ein biegesteifes Stahlrohrgerüst, in dem die Versuchsperson steht oder sitzt und an dessen Stahlrohren die Dynamometer und der Sitz für die Tretkraftmessungen in jeder gewünschten Raumlage fixiert werden können. Es ist das Prinzip der Versuchsanordnung, daß die Dynamometer und damit die Kraftangriffspunkte lediglich in senkrechter Richtung verschoben werden, während jede gewünschte Körper- und Gliedmaßenstellung dadurch erreicht wird, daß die Versuchsperson ihre Fußstellung in waagerechter Richtung und durch Drehung um ihre eigene Körperlängsachse ändert.

Die Genauigkeit der Bestimmung der Maximalkräfte mit den beschriebenen Meßeinrichtungen ist nach früheren Befunden von ROHMERT (24) so, daß wiederholt durchgeführte Kraftmessungen am häufigsten mit einer Standardabweichung von $\pm$ 4,0 % um ihren jeweiligen Mittelwert streuen. Nur 5 % aller für Kraftmessungen berechneten Standardabweichungen waren größer als $\pm$ 8,5 %.

3.6. Anthropometrische Messungen

Da umfangreichere Kraftmessungen stets nur an einer beschränkten Zahl von Versuchspersonen durchführbar sind, erscheint eine ausgiebige Beschreibung der Personengruppe, für die die Kräfte gefunden wurden, erforderlich. Nur so können Fehler bei der Übertragung der Ergebnisse auf andere Personengruppen vermieden bzw. kontrolliert werden.

Die Tab. 1 bringt eine Übersicht der abgenommenen Körpermaße der Versuchspersonen, eine Beschreibung der den Maßen zugrunde liegenden Bezugspunkte, der verwendeten Meßinstrumente und der Meßgenauigkeit.

Tab. 1 Körpermaße bei den anthropometrischen Messungen

Körpermaß	Meßinstrument	Bezugspunkte	Dimension	Meßgenauigkeit
Gewicht	Dezimalwaage		kp	± 0,1 kp
Körpergröße	Meßlatte		cm	± 0,1 cm
Oberarmlänge	Bandmaß	Schultergelenkspalt bis seitlicher Ellenbogengelenkspalt	cm	± 0,1 cm
Unterarmlänge	Bandmaß	Seitlicher Ellenbogengelenkspalt bis seitlicher Handgelenkspalt	cm	± 0,1 cm
Grundphalanx	Bandmaß	Handgelenkmitte bis Mittelfingergelenk	cm	± 0,1 cm
Beinlänge	Bandmaß	Trochanterkuppe bis Boden	cm	± 0,1 cm
Oberschenkellänge	Bandmaß	Trochanterkuppe bis seitlicher Kniegelenkspalt	cm	± 0,1 cm
Unterschenkellänge	Bandmaß	Seitlicher Kniegelenkspalt bis Mitte Knöchel	cm	± 0,1 cm
Oberarmumfang	Bandmaß	Größter Umfang bei hängendem Arm	cm	± 0,1 cm
Unterarmumfang	Bandmaß	Umfang bei 33% der Gesamtlänge, vom Ellenbogengelenkspalt gemessen	cm	± 0,1 cm
		Umfang bei 66% der Gesamtlänge, vom Ellenbogengelenkspalt gemessen	cm	± 0,1 cm
Oberschenkelumfang	Bandmaß	Umfang bei 50% der Gesamtlänge	cm	± 0,1 cm
		Umfang bei 75% der Gesamtlänge, von Trochanterkuppe gemessen	cm	± 0,1 cm
Wadenumfang	Bandmaß	Größter Umfang bei unbelastetem Bein	cm	± 0,1 cm
Hautfaltendicke Oberarm	Schieblehre	An der Stelle der Umfangmessung über Bicepsbauch	mm	± 0,5 mm
Hautfaltendicke Unterarm	Schieblehre	An der Stelle der Umfangmessung an der Innenseite des Unterarms	mm	± 0,5 mm
Hautfaltendicke Oberschenkel	Schieblehre	An der Stelle der Umfangmessung an der Innenseite des Oberschenkels	mm	± 0,5 mm
Hautfaltendicke Unterschenkel	Schieblehre	An der Stelle der Umfangmessung an der Innenseite des Unterschenkels	mm	± 0,5 mm

4. Ergebnisse

4.1. Überblick über Versuchspersonen und Umfang der Kraftmessungen

Für die verschiedenen Kraftmessungen wählten wir nach konstitutionellen Gesichtspunkten die in Tab. 2 aufgeführten männlichen Versuchspersonen aus. Die fünf genannten Vpn waren vor Beginn der Versuche ärztlich untersucht worden und klinisch ohne Befund.

Tab. 2 Versuchspersonen bei den Kraftmessungen

Versuchs-person	Beruf	Alter Jahre	Größe cm	Gewicht kp	Leistungspulsindex LPI
Da	Student	23,4	179,4	75,0	3,9 ± 0,2
Fe	Student	21,2	172,7	65,5	4,3
Lö	Schüler	19,9	186,0	93,5	2,7
Ri	Angestellter	24,2	173,5	63,0	4,1 ± 0,5
See	Sportstudent	25,3	172,5	66,5	3,9 ± 0,1

Wie aus Tab. 3 ersichtlich, wurden neun Kräfte verschiedener Muskelgruppen gemessen. Die Tabelle gibt an, an welcher Extremität die Kräfte gemessen wurden. Die Ergebnisse von mehr als 500 Meßstellungen sind ausgewertet worden. Jede Versuchsperson hatte in jeder Meßstellung je drei Maximalkräfte nacheinander auszuüben; die Anzahl der ausgewerteten Kraftmessungen beträgt insgesamt 10 197.

Tab. 3 *Überblick über die gemessenen Kräfte und den Umfang der Messungen an fünf Männern*

Nr.	Kraft	Kraftrichtung	Meß-instrument-Dynamometer	Dimension der Kraft bzw. des Kraftmomentes	Meßgenauigkeit	Anzahl ausgewerteter Meßstellungen	Anzahl ausgewerteter Kraftmessungen	Untersuchter Bereich der Armreichweite bzw. des Pedalabstandes %	Untersuchte Extremität
1	Hubkraft	senkrecht nach oben	Zug	kp	0,01 kp	436	1308	20–100	rechts
2	Druckkraft	senkrecht nach oben	Druck	kp	0,01 kp	416	1248	20–100	links
3	Druckkraft	waagerecht von Körperachse weg, in Ebene Körperachse–Kraftangriffspunkt	Druck	kp	0,01 kp	460	1380	20–100	rechts
4	Zugkraft	waagerecht zur Körperachse hin, in Ebene Körperachse–Kraftangriffspunkt	Zug	kp	0,01 kp	448	1344	20–100	links
5	Zugkraft (Adduktionskraft)	waagerecht zu Handfläche hin, Tangente an Hüllfläche in Kraftangriffspunkt	Zug	kp	0,01 kp	415	1245	23–100	links
6	Druckkraft (Abduktionskraft)	waagerecht zum Handrücken hin, Tangente an Hüllfläche in Kraftangriffspunkt	Druck	kp	0,01 kp	420	1260	23–100	rechts
7	Supinationskraft	außendrehendes Moment um waagerechte Dynamometerachse und senkrechten Dynamometergriff, Dynamometerachse in Ebene Körperachse–Kraftangriffspunkt	Torsions	mkp	0,001 mkp	388	1164	20–89, 100	rechts
8	Pronationskraft	innendrehendes Moment um waagerechte Dynamometerachse und senkrechten Dynamometergriff, Dynamometerachse in Ebene Körperachse–Kraftangriffspunkt	Torsions	mkp	0,001 mkp	368	1104	20–89, 100	links
9	Tretkraft	Verbindungslinie Hüftgelenkmittelpunkt–Knöchel	Druck	kp	0,01 kp	48	681	85–95	rechts und links

4.2. Anthropometrische Messungen der Versuchspersonen

Die Tab. 4 bringt für die fünf untersuchten Männer eine Zusammenstellung der bei den anthropometrischen Messungen abgeleiteten Körpermaße.

Tab. 4 Anthropometrische Messungen an fünf Männern

Körpermaß	Dimension	Abmessungen				
		Vp Da	Vp Fe	Vp Lö	Vp Ri	Vp See
Armlänge	cm	77,9	71,9	74,5	74,0	70,8
Oberarmlänge	cm	31,9	27,0	30,2	31,0	28,4
Unterarmlänge	cm	26,0	26,0	27,0	25,9	25,3
Grundphalanx	cm	11,6	9,4	10,4	9,8	9,6
Beinlänge	cm	95,3	87,1	99,8	89,6	94,8
Oberschenkellänge	cm	44,2	41,4	45,3	40,4	47,3
Unterschenkellänge	cm	45,5	39,5	48,8	42,2	41,7
Oberarmumfang	cm	27,0	24,6	31,0	24,8	27,7
Unterarmumfang (33%)	cm	26,5	24,4	30,7	24,2	24,2
Unterarmumfang (66%)	cm	21,6	18,6	23,0	18,3	19,0
Oberschenkelumfang (50%)	cm	54,2	47,9	57,9	45,6	48,5
Oberschenkelumfang (75%)	cm	50,1	39,3	48,1	37,9	40,0
Wadenumfang	cm	36,9	35,5	42,0	32,0	35,1
Hautfalte Oberarm	mm	61	42	103	36	64
Hautfalte Unterarm	mm	43	51	75	33	35
Hautfalte Oberschenkel	mm	102	121	190	32	80
Hautfalte Unterschenkel	mm	64	100	114	35	62
Handbreite	cm	8,7	8,0	9,1	8,2	8,2

4.3. Isodynen im Bewegungsraum der Arme

Um allgemeingültige Isodynen im Bewegungsraum der Arme darstellen zu können, wurden die Ergebnisse der Kraftmessungen statistisch bearbeitet. Dabei gingen wir in folgenden Schritten vor.

4.3.1. Berechnung der Mittelwerte der Einzelmessungen

Jede Versuchsperson hatte in jeder Meßstellung insgesamt drei Maximalkräfte auszuüben. Wie bereits im Abschnitt 2 ausgeführt, handelt es sich bei den gemessenen Maximalkräften um maximale Stellungskräfte, deren Höhe in starkem Maße von der verfügbaren Gegenkraft abhängt. Da bei den Kraftausübungen absichtlich keinerlei Körperfixationen der Versuchspersonen vorgesehen worden waren, um die Verhältnisse der Praxis beim Ausüben von Kräften an Arbeitsplätzen und Bedienteilen nachzubilden, stand zu erwarten, daß die verfügbare Gegenkraft bei den drei Einzelmessungen in jeder Meßstellung möglicherweise nicht konstant ist. Um die hierdurch bedingten zufälligen Unterschiede der Maximalkraft möglichst gering zu halten, wurden nicht die drei Einzelwerte, sondern die aus diesen berechneten arithmetischen Mittelwerte in die weitere statistische Auswertung einbezogen. Zuvor prüften wir, wie stark die Einzelwerte von ihren berechneten Mittelwerten abweichen.

4.3.2. Größte positive und negative prozentuale Abweichung eines Einzelwertes von dem für drei Einzelwerte berechneten arithmetischen Mittelwert

In Abb. 5 ist für die gemessenen Armkräfte, in Abb. 6 für die gemessenen Tretkräfte die Genauigkeit der Messung dieser Maximalkräfte ausgewertet worden. Um einen Überblick über die gesamte Streubreite zu bekommen, die bei Maximalkraftmessungen zu erwarten ist, wenn lediglich drei Einzelmessungen für jeden Kraftangriffspunkt und für jede Kraftrichtung durchgeführt werden, wurde für alle Meßstellungen berechnet, wie hoch der größte der drei Einzelwerte über und der kleinste der drei Einzelwerte unter dem für die drei Einzelwerte berechneten arithmetischen Mittelwert liegt. Um einen Vergleich bei unterschiedlichen Absolutwerten zu ermöglichen, ist die jeweilige größte positive und negative Abweichung eines Einzelwertes auf den für die drei Einzelwerte berechneten Mittelwert bezogen worden.

Diese prozentualen Abweichungen sind als Maß für die Genauigkeit der Maximalkraftmessungen in den Diagrammen der Abb. 5 und 6 in Abszissenrichtung aufgetragen. Die berechneten prozentualen Abweichungen wurden in Klassen mit

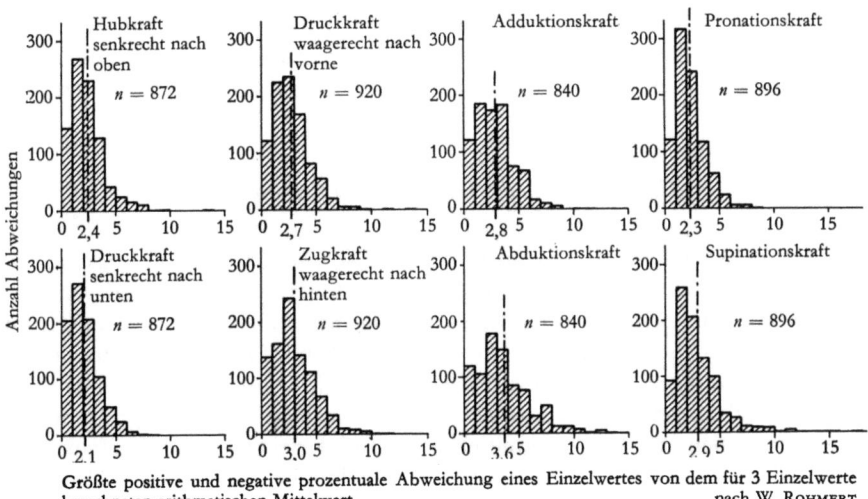

Größte positive und negative prozentuale Abweichung eines Einzelwertes von dem für 3 Einzelwerte berechneten arithmetischen Mittelwert

nach W. ROHMERT

Abb. 5 Genauigkeit der Messung maximaler Armkräfte (für 5 Vpn)

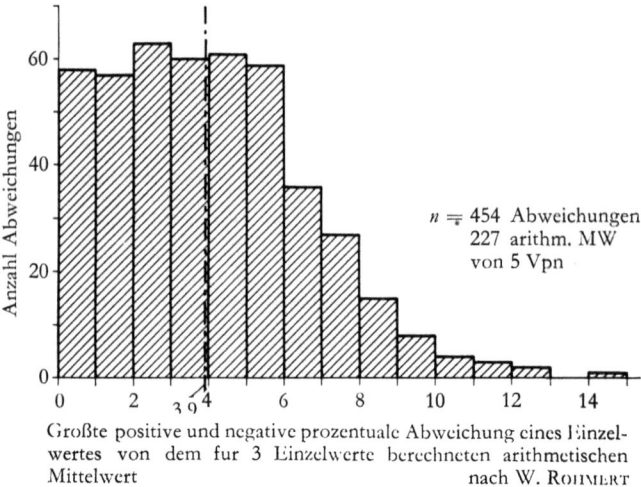

Abb. 6 Genauigkeit der Messung maximaler Tretkräfte

einer Klassenbreite von 1% eingestuft. Die Diagramme enthalten die für diese Klassen gefundenen Häufigkeitsverteilungen.

Die in die Diagramme als strichpunktierte Mittellinien eingezeichneten arithmetischen Mittelwerte der prozentualen Abweichungen zeigen, daß mit 2,1% die größte Genauigkeit bei senkrecht nach unten gerichteten Druckkräften zu erreichen ist. Bei Abduktionskräften betragen die durchschnittlichen Abweichungen dagegen 3,6%. Die übrigen Armkräfte liegen mit ihrer durchschnittlichen Genauigkeit zwischen den angegebenen Grenzwerten, während bei Tretkräften die Genauigkeit geringer ist (mittlere Abweichung 3,9%). Alle Häufigkeitsverteilungen sind, wie zu erwarten, linksasymmetrisch; geringe Abweichungen kommen häufiger vor als größere. Bei vielen der dreimaligen Wiederholungen von Maximalkraftmessungen gelingt es sogar, den Wert genau zu reproduzieren.

4.3.3. Abhängigkeit der Maximalkraft von der Armreichweite

Um die Abhängigkeit der Maximalkraft von der Armreichweite zu erfassen, berechneten wir die lineare Zunahme oder Abnahme der Maximalkraft mit zunehmender Armreichweite für solche Kraftangriffspunkte, die jeweils auf einem bestimmten vom Schultergelenkmittelpunkt ausgehenden Fahrstrahlvektor liegen. Die räumliche Lage dieser Fahrstrahlvektoren wird durch die beiden im Abschnitt 3.2. definierten Winkelkoordinaten α (Höhenlage des Kraftangriffspunktes in bezug auf den Schultergelenkmittelpunkt) und β (Seitenlage des Kraftangriffspunktes in bezug auf den Schultergelenkmittelpunkt) beschrieben. Abstandskoordinate auf dem Fahrstrahl ist die Armreichweite, ausgedrückt in Prozent der maximalen Armreichweite. Da die absoluten Armreichweiten der fünf Versuchspersonen verschieden sind, ergeben sich unterschiedliche relative Armreichweiten, wenn – wie bei unseren Messungen – die absolute Armreichweite jeweils um konstante Absolutwertstufen von 5 cm, ausgehend von der individuellen maximalen Armreichweite, verringert wird.

Unter der Voraussetzung, daß die Summe der Abweichungsquadrate der ermittelten Maximalkraftwerte von der Funktionsgeraden ein Minimum wird, wurden für die verschiedenen Fahrstrahlvektoren Funktionsgeraden $y = a + bx$ berechnet, wobei y die Maximalkraft in kp bzw. mkp, x die Armreichweite in % und a eine Konstante (Dimension kp bzw. mkp) bedeutet. Der Faktor b gibt die Zunahme (+) bzw. Abnahme (—) der Maximalkraft mit zunehmender Armreichweite an. In der Tab. 5 sind die ermittelten Werte von a und b für 8 verschiedene Kräfte und jeweils verschiedene Winkelkoordinaten zusammengefaßt.

Mit Ausnahme der waagerecht von der Körperachse der Versuchsperson weg gerichteten Druckkräfte sowie der waagerecht auf die Körperachse hin gerichteten Zugkräfte nehmen alle übrigen sechs untersuchten Kräfte mit zunehmender Armreichweite ab. Das ist an den negativen Anstiegen der in Tab. 5 zusammengestellten Regressionsgeraden erkenntlich. Die geringste Abhängigkeit von der Armreichweite weisen die Pronations- und Supinationskräfte sowie die Adduktions- und Abduktionskräfte auf. Stark abhängig von der Armreichweite sind insbesondere bei Kraftangriffspunkten oberhalb des Schultergelenkes (∢ α positiv) Kräfte, die in waagerechter Richtung vom Körper weg gedrückt oder auf den Körper hin gezogen werden sowie senkrecht abwärts gerichtete Druckkräfte. Senkrecht nach oben gerichtete Hubkräfte sind besonders dann stark abhängig von der Armreichweite, wenn sie unterhalb des Schultergelenkes (∢ α negativ) ausgeübt werden.

4.3.4. Angabe von Isodynen

In dem in Abb. 2 skizzierten gesamten Bewegungsraum der Arme wurden im folgenden für jede der acht unterschiedlichen Kräfte bzw. Kraftrichtungen diejenigen Kraftangriffspunkte durch Linien verbunden, bei denen gleichgroße Kräfte ermittelt wurden. Auf diese Weise ergeben sich für jede Kraft bzw. Kraftrichtung sogenannte Isodynen. Um eine zeichnerisch anschauliche Darstellung zu ermöglichen, haben wir uns darauf beschränkt, die Isodynen für vier verschiedene Vertikalebenen im Bewegungsraum der Arme zu ermitteln und zu zeichnen. Die Vertikalebenen sind Ebenen gleicher Seitwärtslage der Kraftangriffspunkte relativ zur Symmetrieebene durch den Körper, die im Abschnitt 3.2. durch die Winkelkoordinate β definiert wurden. Die vier gewählten Vertikalebenen sind die Symmetrieebene des Körpers mit $\beta = 0°$, und drei Seitwärtsebenen mit $\beta = 30°$, 60° und 90° (vgl. hierzu auch Abb. 3). In jede Ebene β wurde ein ebenes Polarkoordinatennetz eingetragen, dessen Mittelpunkt der Schultergelenkmittelpunkt darstellt. In diesem Polarkoordinatensystem stellt die Armreichweite die Abstandskoordinate dar und der Winkel α, der die Höhenlage des Kraftangriffspunktes über

Tab. 5 Zunahme (b) der Maximalkraft (y) in Abhängigkeit von der Armreichweite (x) entsprechend $y = a + bx$ für verschiedene Winkelkoordinaten (α und β) und verschiedene Kräfte

Winkel-koordinaten		Hubkraft senkrecht nach oben	Druckkraft senkrecht nach unten	Druckkraft waagerecht von Körperachse weg	Zugkraft waagerecht zur Körperachse hin	Zugkraft (Adduktion)	Druckkraft (Abduktion)	Außendrehendes Moment (Supination)	Innendrehendes Moment (Pronation)
α Grad	β Grad	b kp/%	b kp/%	b kp/%	b kp/%	b kp/%	b kp/%	b kp/%	b kp/%
+30	0	−0,072	−0,316	0,161	0,148	−0,10	−0,03	−0,004	−0,008
+37	30	−0,081	−0,304	0,196	0,153	−0,15	−0,01	−0,004	−0,008
+45	60	−0,089	−0,191	0,240	0,162	0,00	0,01	−0,002	−0,009
+54	90	−0,095	−0,173	0,248	0,190	0,02	0,03	−0,003	−0,012
0	0	−0,138	−0,208	0,088	0,061	−0,17	−0,09	−0,010	−0,010
0	30	−0,163	−0,212	0,104	0,064	−0,13	−0,04	−0,003	−0,007
0	60	−0,189	−0,151	0,106	0,083	−0,06	−0,03	−0,001	−0,004
0	90	−0,172	−0,113	0,078	0,010	−0,05	−0,06	−0,001	−0,009
−30	0	−0,196	−0,006	0,022	0,026	−0,14	−0,10	−0,010	−0,011
−37	30	−0,200	−0,013	0,023	0,031	−0,16	−0,02	−0,009	−0,007
−45	60	−0,137	−0,003	−0,004	0,028	−0,11	0,00	−0,009	−0,005
−54	90	−0,157	−0,035	0,015	0,014	−0,08	−0,04	−0,009	−0,006
−60	0	−0,215	−0,065	0,086	0,096	−0,07	0,01	−0,010	−0,011
−68	30	−0,161	−0,009	0,079	0,129	−0,03	−0,02	−0,005	−0,010
−75	60	−0,083	−0,060	0,035	0,100	−0,06	−0,02	−0,006	−0,005
−82	90	−0,112	−0,095	0,079	0,101	−0,03	−0,04	−0,003	−0,004

bzw. unterhalb einer Horizontalebene durch das Schultergelenk angibt (vgl. hierzu auch Abb. 3), ist die Winkelkoordinate.

Die im vorausgegangenen Abschnitt 4.3.3. berechneten Regressionsgeraden, die die Maximalkraft in Abhängigkeit von der Armreichweite angeben, wurden in Diagrammen mit rechtwinkligen Koordinaten aufgetragen. Für jede untersuchte Kraft bzw. Kraftrichtung, für jeden Winkel α und für jede Ebene β wurden nunmehr aus den betreffenden Maximalkraftdiagrammen für einen bestimmten Maximalkraftwert, für den eine Isodyne konstruiert werden soll, die zugehörige Armreichweite abgelesen. Diese Armreichweite wurde als Abstandskoordinate in das Polarkoordinatendiagramm für jede Ebene β übernommen. Die Verbindungslinie aller Endpunkte der Abstandskoordinaten stellt dann die gewünschte Isodyne dar. Die nachfolgenden acht Abbildungen enthalten die auf diese Weise ermittelten Isodynen. Jede Abbildungsunterschrift gibt die untersuchte Kraft bzw. Kraftrichtung an. Alle Abbildungen sind gleich aufgebaut. Jede Abbildung enthält die vier Polarkoordinatendiagramme für die vier verschiedenen Lagen der Kraftangriffspunkte in den seitwärts zur Symmetrieebene des Körpers liegenden Ebenen $\beta = 0°$, 30°, 60° und 90°. Zwei im Maßstab stark verkleinerte Skizzen in den Diagrammen für $\beta = 0°$ und $\beta = 90°$ erläutern die Körperstellung der Versuchspersonen bei der Kraftausübung. Wo es erforderlich erschien, wurde auch noch eine Draufsicht der Skizze unter der Ansicht aufgenommen. Der in diesen Skizzen dargestellte dickgezeichnete Pfeil kennzeichnet die Richtung der Kräfte, für die die Isodynen gelten. Alle Isodynen geben Maximalkräfte an einem senkrecht stehenden Handgriff (30 mm $\varnothing$) in kp bzw. für die Drehkräfte in mkp an.

Die größten in einer der sechs Koordinatenrichtungen ausübbaren Kräfte im Bewegungsraum der Arme sind die senkrecht nach unten gerichteten Druckkräfte und die senkrecht nach oben gerichteten Hubkräfte. Dagegen sind für waagerechtes Ziehen auf den Körper zu und für eine Abduktion (waagerechtes Drücken in Richtung Handrücken) nur geringe Maximalkräfte verfügbar. Pronationskräfte (innendrehende Momente) sind in der Regel etwas größer als Supinationskräfte (außendrehende Momente).

Neben der Kraftrichtung hat die Höhenlage des Kraftangriffspunktes ober- bzw. unterhalb des Schultergelenkes einen Einfluß auf die Maximalkraft. Für Kraftangriffspunkte oberhalb des Schultergelenkes sind senkrecht abwärts gerichtete Druckkräfte am größten. Liegt der Kraftangriffspunkt dagegen unterhalb des Schultergelenkes, so sind große senkrecht nach oben gerichtete Hubkräfte, große waagerecht vom Körper weg gerichtete Druckkräfte und auf den Körper hin gerichtete Zugkräfte und große Pronationskräfte (innendrehende Momente) zu erwarten.

Die Dichte der Isodynen im Greifraum gibt den auch bereits in Tab. 5 erkennbaren Einfluß der Armreichweite auf die Maximalkraft an. Die Isodynendiagramme gestatten jedoch eine genauere Analyse, da die Linien der Isodynen in jeder Vertikalebene keineswegs parallel und auch nicht gleichsinnig gekrümmt verlaufen.

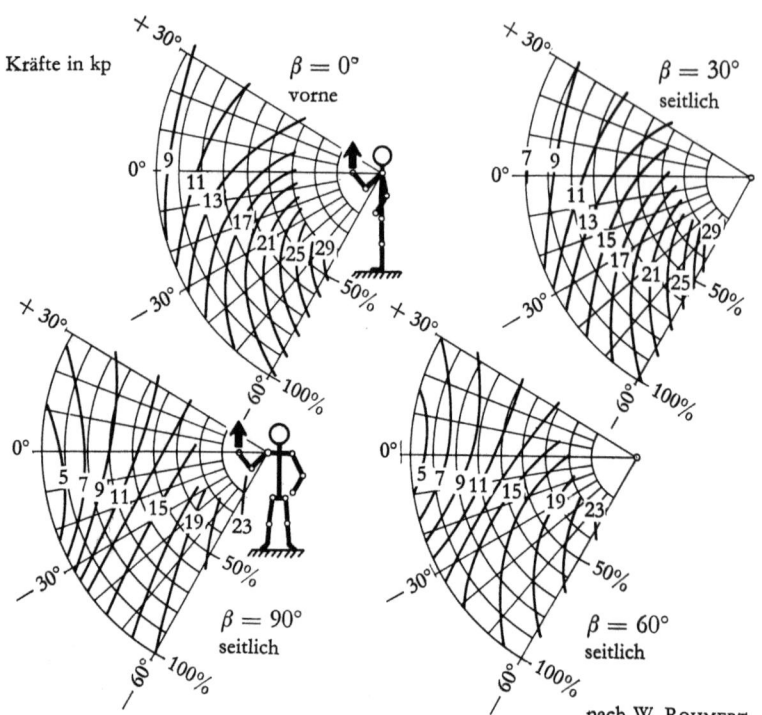

Abb. 7 Armkräfte senkrecht nach oben

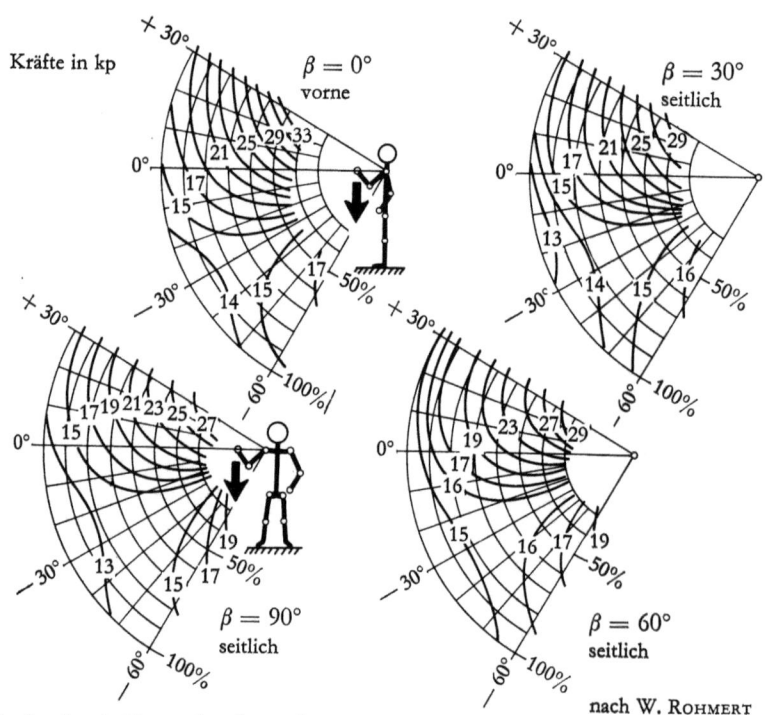

Abb. 8 Armkräfte senkrecht nach unten

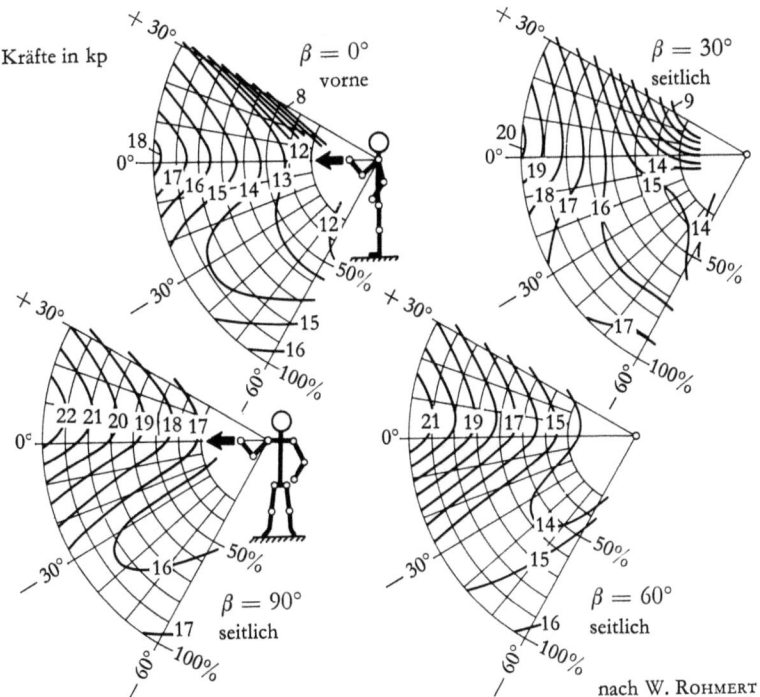

Abb. 9 Waagerechte Armdruckkräfte von der Körperachse weg

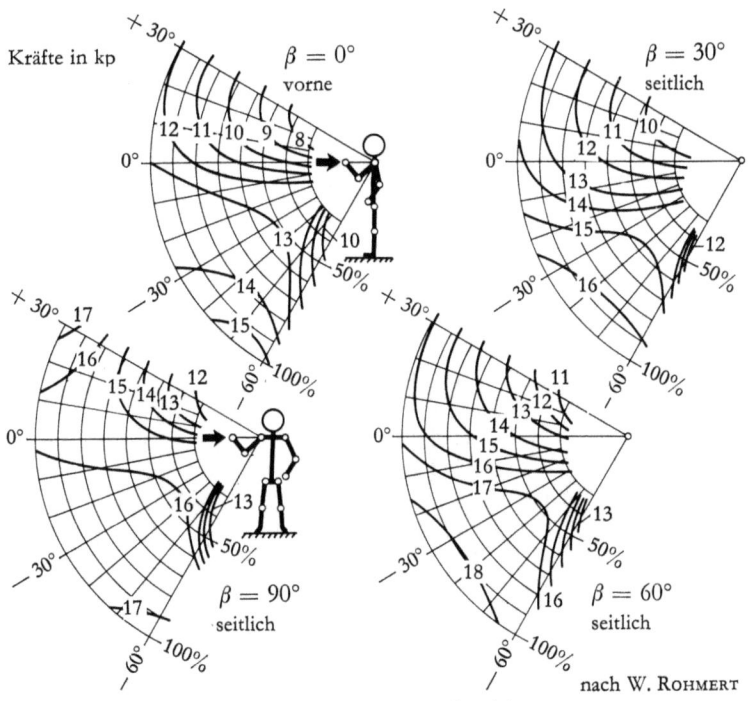

Abb. 10 Waagerechte Armzugkräfte zur Körperachse hin

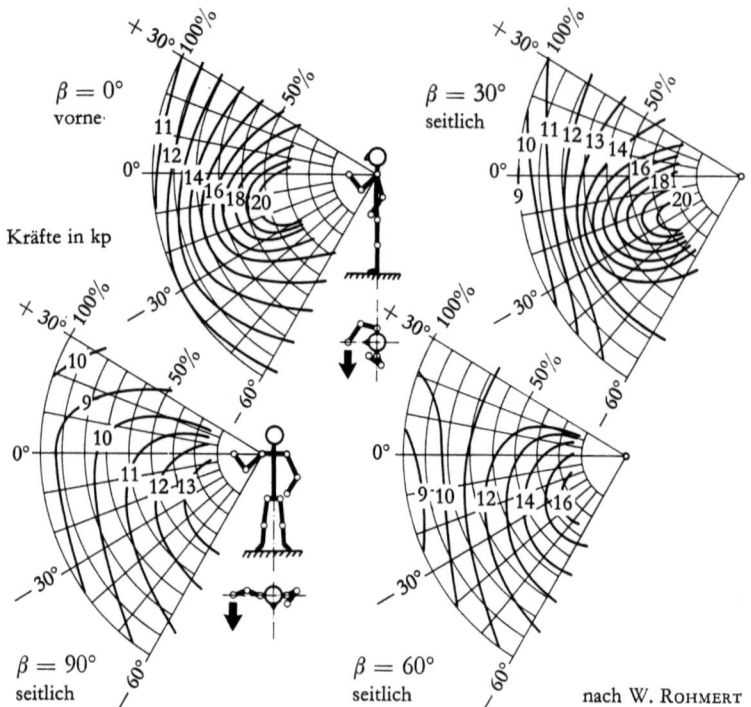

Abb. 11 Waagerechte Armkräfte zur Handfläche hin

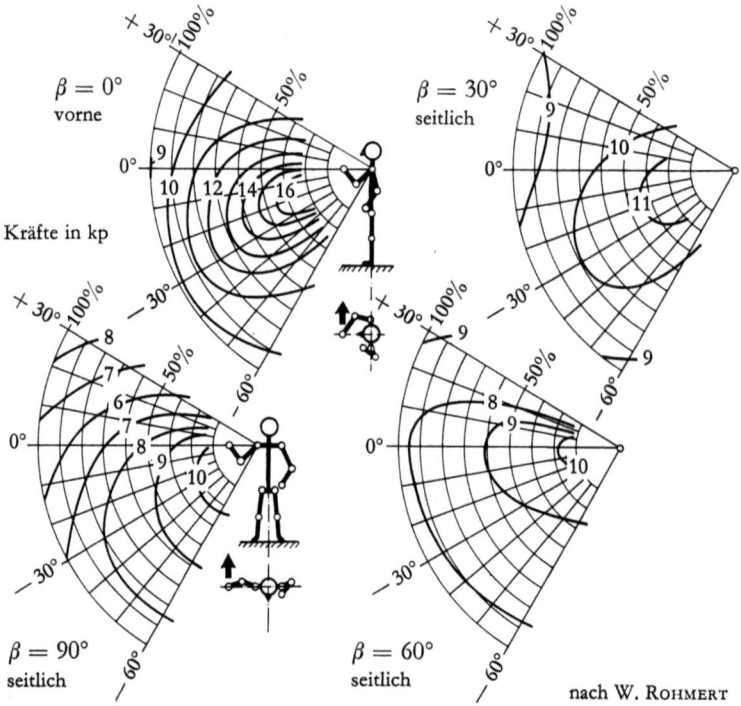

Abb. 12 Waagerechte Armkräfte zum Handrücken hin

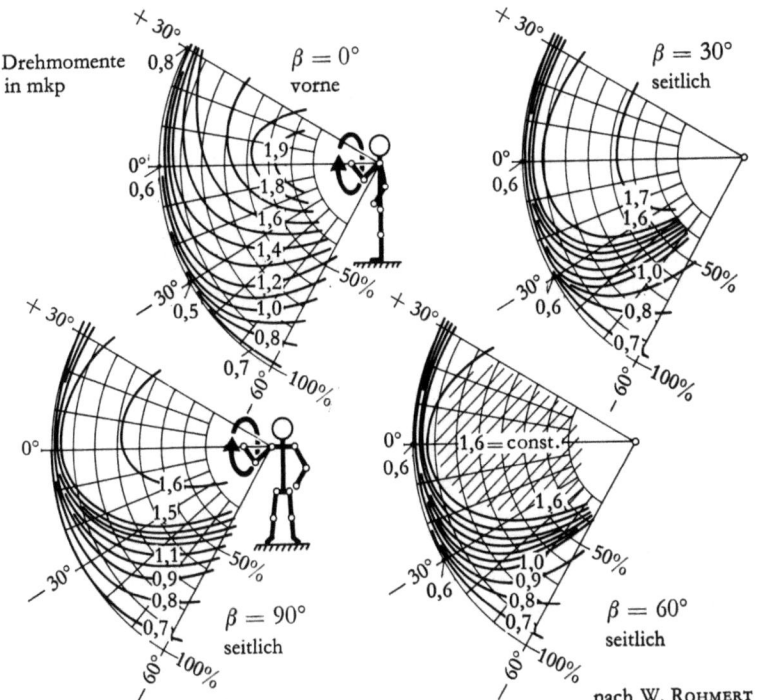

Abb. 13 Armdrehmomente nach außen

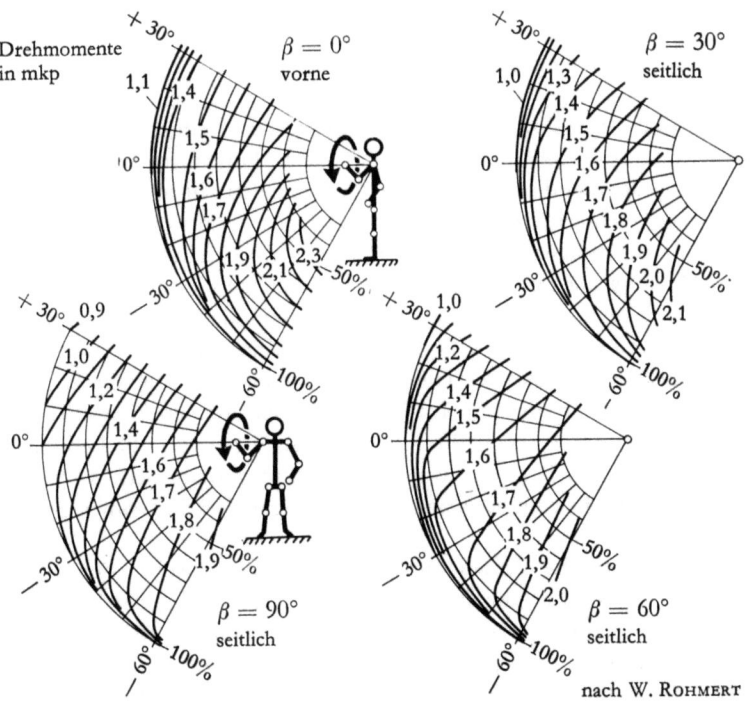

Abb. 14 Armdrehmomente nach innen

4.3.5. Interindividuelle Streubereiche der Isodynen

Die in den Abb. 7–14 dargestellten Isodynen sind auf der Grundlage von Messungen an fünf Männern ermittelt worden. Es erhebt sich hier die Frage, welche absoluten Abweichungen von den Isodynen im Einzelfall zu erwarten sind, wenn die Kräfte von Männern mit unterschiedlich kräftiger Muskelentwicklung verglichen werden. Da bereits früher von ROHMERT und HETTINGER [26] an einem Kollektiv von 60 Studenten Maximalkraftmessungen in den 48 verschiedenen, in Abb. 3 skizzierten, Handgriffstellungen im Bewegungsraum der Arme durchgeführt worden sind, kann der zu erwartende interindividuelle Streubereich der Lage der Isodynen angegeben werden. Auf Grund ihrer Konstitution waren unsere fünf Versuchspersonen den 60 Studenten des Kollektivs von ROHMERT und HETTINGER vergleichbar, deren Alter $22{,}4 \pm 2{,}5$ Jahre, Körpergröße $177{,}5 \pm 5{,}6$ cm, Körpergewicht $73{,}3 \pm 9{,}0$ kp betrug und für die ein Leistungspulsindex (LPI) nach MÜLLER [17] von $3{,}5 \pm 0{,}5$ gemessen worden war.

In den vier Tabellen 6–9 sind unsere von fünf Männern abgeleiteten Isodynen mit den von ROHMERT und HETTINGER gefundenen Werten verglichen. Dabei fällt auf, daß die interindividuelle Streuung der Armkräfte der 60 Studenten verhältnismäßig groß ist. Die Mittelwerte der fünf in dieser Forschungsreihe untersuchten Vpn liegen in der Mehrzahl der Fälle innerhalb des $\pm 1\,\sigma$-Bereiches der Kräfte des Kollektivs der 60 Männer.

4.4. Tretkräfte im Bewegungsraum der Beine

Jede unserer fünf Versuchspersonen übte auch jeweils dreimal nacheinander die maximalen Tretkräfte in 48 verschiedenen Pedalstellungen im Bewegungsraum der Beine aus. Auch bei diesen Messungen berechneten wir aus den jeweils drei Einzelmessungen den arithmetischen Mittelwert, der dann in die nachfolgenden statistischen Auswertungen an Stelle der Einzelwerte einging. Die Abb. 6 zeigt die bei der Messung der maximalen Tretkräfte erreichte Genauigkeit. Es ist entsprechend Abb. 5 auch hier eine Häufigkeitsdarstellung der größten und kleinsten Abweichung eines Einzelwertes von dem für drei Einzelwerte berechneten arithmetischen Mittelwert ausgewertet. Die Auswertung enthält insgesamt 227 Mittelwerte der fünf Versuchspersonen. Im Mittel weichen die extremen Einzelwerte maximaler Tretkräfte 3,9% von ihrem jeweiligen Mittelwert ab. Lediglich ein Einzelwert wich um 14–15% vom zugehörigen Mittelwert ab. Bei etwa 95% aller extremen Einzelwerte betrug die Abweichung weniger als 8,5% vom zugehörigen Mittelwert.

Die maximalen Tretkräfte wiesen große Unterschiede zwischen den einzelnen Versuchspersonen auf. Für alle Pedalabstände a und Pedalhöhen h (Definition s. Abschnitt 3.3.) verfügte unsere Vp Lö über die größten Maximalkräfte; es folgten der Reihenfolge nach Vp See und Vp Da. Die beiden Vpn Fe und Ri hatten etwa gleiche Werte und waren am schwächsten. Für jeden der drei untersuchten Pedalabstände $a = 95$, 90 und 85% des bei gestrecktem Kniegelenk gemessenen

Tab. 6 Maximale senkrechte Hub- und Druckkräfte im Greifraum

Lage des Kraftangriffspunktes im Greifraum (vgl. Abb. 2 und 3)			Hubkraft senkrecht nach oben		Druckkraft senkrecht nach unten	
Winkel α Grad	Winkel β Grad	Arm-reich-weite %	nach Literatur kp	nach Isodynen kp	nach Literatur kp	nach Isodynen kp
+ 30	0	100		8,8		18,5
		75		10,7		26,2
		50		12,5		34,3
	30	100	12,4 ± 4,4	8,2	20,3 ± 5,2	14,6
		75	12,1 ± 3,2	10,3	26,4 ± 6,2	21,6
		50	13,4 ± 3,1	12,4	27,5 ± 5,5	28,2
	60	100		7,0		15,0
		75	16,0 ± 3,8	9,6	29,9 ± 6,4	20,5
		50	16,9 ± 3,6	12,0	31,3 ± 6,7	26,2
	90	100		7,4		14,3
		75		9,3		19,8
		50		11,8		24,9
0	0	100	10,5 ± 2,4	8,3	16,6 ± 3,6	14,9
		75		11,9		18,0
		50		15,4		25,3
	30	100	9,7 ± 2,3	6,9	15,4 ± 3,5	12,8
		75	11,7 ± 2,8	11,0	22,9 ± 5,3	18,1
		50	16,2 ± 3,7	15,0	27,0 ± 5,6	23,2
	60	100		3,8		14,0
		75	16,5 ± 3,8	8,6	27,9 ± 6,2	17,8
		50	19,0 ± 3,6	13,4	30,0 ± 5,8	21,7
	90	100		3,5		12,2
		75		8,2		16,7
		50		12,2		20,7
− 30	0	100		12,7		13,7
		75		18,0		15,0
		50		22,6		16,0
	30	100	13,5 ± 3,4	11,8	15,6 ± 3,0	13,1
		75	16,0 ± 3,9	15,6	18,2 ± 3,9	15,0
		50	19,1 ± 3,2	20,1	20,8 ± 4,8	17,0
	60	100		11,7		14,5
		75	21,0 ± 4,1	15,7	20,1 ± 4,1	16,0
		50	21,5 ± 3,6	18,2	23,9 ± 5,7	18,0
	90	100		8,4		12,0
		75		13,4		15,0
		50		15,9		17,5
− 60	0	100		18,5		14,6
		75		23,3		16,2
		50		28,8		17,7
	30	100	19,3 ± 4,4	18,7	17,9 ± 4,2	15,2
		75	20,8 ± 4,3	22,5	18,0 ± 3,6	15,7
		50	21,0 ± 3,5	27,0	16,1 ± 3,6	16,3
	60	100		17,6		15,4
		75	26,5 ± 5,0	20,0	21,2 ± 4,2	16,4
		50	23,4 ± 3,9	21,9	17,9 ± 3,8	17,7
	90	100		19,0		14,0
		75		20,1		15,2
		50		21,2		17,0

Tab. 7 Maximale waagerechte Zug- und Druckkräfte im Greifraum

Lage des Kraftangriffspunktes im Greifraum (vgl. Abb. 2 und 3)			Zugkraft waagerechte Kraftrichtung zur Körperachse hin		Druckkraft waagerechte Kraftrichtung von Körperachse weg	
Winkel α Grad	Winkel β Grad	Armreichweite %	nach Literatur kp	nach Isodynen kp	nach Literatur kp	nach Isodynen kp
+30	0	100	10,4 ± 3,7	12,0	12,8 ± 4,3	14,6
		75	9,4 ± 3,4	10,2	11,0 ± 3,4	11,0
		50	9,0 ± 3,3	8,4	9,1 ± 3,4	7,4
	30	100	12,6 ± 4,8	13,3	14,7 ± 4,1	17,4
		75	11,3 ± 4,3	11,6	12,0 ± 3,4	14,9
		50	11,4 ± 4,2	10,1	10,7 ± 4,0	10,9
	60	100	14,9 ± 4,6	16,1	16,1 ± 5,2	19,0
		75	13,2 ± 4,4	13,9	13,9 ± 3,9	17,1
		50	12,7 ± 4,0	12,2	11,2 ± 3,3	15,0
	90	100		17,4		20,0
		75		15,3		18,6
		50		13,2		17,3
0	0	100	11,5 ± 3,3	13,0	13,6 ± 4,2	18,3
		75		11,7		16,0
		50		10,5		13,7
	30	100	13,1 ± 3,4	14,2	15,7 ± 5,3	20,0
		75	11,3 ± 3,5	12,6	13,2 ± 4,0	17,2
		50	11,3 ± 3,0	11,5	11,3 ± 3,9	14,7
	60	100	15,2 ± 4,2	16,6	17,1 ± 6,0	21,8
		75	15,0 ± 3,8	15,3	16,3 ± 4,3	19,2
		50	14,9 ± 4,1	14,0	14,3 ± 5,2	16,5
	90	100	15,8 ± 3,7	15,5	17,6 ± 6,0	22,2
		75		15,3		20,2
		50		15,1		18,3
−30	0	100	13,1 ± 3,6	14,2	12,1 ± 3,4	14,3
		75	12,3 ± 4,0	13,6	13,0 ± 5,2	13,6
		50	11,2 ± 3,2	12,9	12,1 ± 4,6	12,9
	30	100	15,5 ± 5,0	16,3	13,5 ± 4,0	16,9
		75	14,5 ± 4,5	15,4	14,5 ± 4,1	16,1
		50	13,6 ± 4,4	14,5	14,0 ± 5,0	15,4
	60	100	17,9 ± 3,2	18,3	15,2 ± 4,9	14,7
		75	16,7 ± 4,6	17,6	16,3 ± 4,9	14,4
		50	16,3 ± 4,4	17,0	15,4 ± 4,8	13,9
	90	100		16,1		16,6
		75		16,3		16,0
		50		16,5		15,8
−60	0	100	13,6 ± 4,6	15,3	12,0 ± 3,7	16,4
		75	13,7 ± 4,9	12,9	14,1 ± 5,1	14,5
		50	11,6 ± 4,3	10,4	13,0 ± 5,4	12,5
	30	100	15,5 ± 5,2	16,6	13,1 ± 4,7	17,5
		75	14,9 ± 4,9	15,3	15,6 ± 5,5	16,1
		50	13,7 ± 5,6	12,0	14,8 ± 5,5	14,6
	60	100	17,8 ± 5,0	17,8	14,6 ± 4,7	16,1
		75	17,5 ± 5,9	16,6	16,9 ± 6,3	15,6
		50	16,6 ± 5,2	14,0	16,3 ± 5,9	15,1
	90	100		17,3		17,1
		75		16,5		16,5
		50		14,0		15,8

Tab. 8 Maximale waagerechte Adduktions-(Zug-) und Abduktions-(Druck-)Kräfte im Greifraum

Lage des Kraftangriffspunktes im Greifraum (vgl. Abb. 2 und 3)			Zugkraft waagerechte Kraftrichtung zur Handfläche hin		Druckkraft waagerechte Kraftrichtung zum Handrücken hin	
Winkel α Grad	Winkel β Grad	Arm-reich-weite %	nach Literatur kp	nach Isodynen kp	nach Literatur kp	nach Isodynen kp
+ 30	0	100		11,0		9,3
		75		13,5		10,0
		50		16,1		10,8
	30	100	8,3 ± 2,0	11,0	8,2 ± 2,3	9,0
		75	9,4 ± 2,9	12,2	8,5 ± 2,4	9,4
		50	10,3 ± 2,7	13,7	9,1 ± 2,7	9,8
	60	100	7,7 ± 2,3	10,5	7,6 ± 2,5	9,1
		75	8,9 ± 2,5	10,8	7,9 ± 2,2	8,8
		50	9,3 ± 2,5	11,3	8,5 ± 2,3	8,5
	90	100		10,4		8,5
		75		9,7		7,4
		50		9,1		6,3
0	0	100	7,9 ± 2,6	10,7	7,7 ± 3,1	9,0
		75		14,8		11,3
		50		19,1		13,5
	30	100	7,5 ± 2,8	9,0	7,6 ± 2,6	8,5
		75	9,7 ± 2,3	12,5	7,9 ± 2,6	9,5
		50	10,0 ± 3,2	16,0	8,2 ± 2,8	10,5
	60	100	7,3 ± 3,2	8,6	7,5 ± 2,7	8,1
		75	8,7 ± 2,7	10,7	7,5 ± 2,7	8,6
		50	8,9 ± 3,0	12,8	7,6 ± 2,7	9,3
	90	100	7,0 ± 2,8	8,6	7,2 ± 2,7	6,7
		75		10,0		6,6
		50		11,3		8,1
− 30	0	100		12,0		9,8
		75		15,4		12,3
		50		19,0		14,9
	30	100	8,6 ± 2,6	9,6	8,5 ± 2,1	9,4
		75	10,2 ± 2,6	13,7	9,6 ± 2,4	10,1
		50	11,3 ± 2,8	18,6	9,9 ± 2,3	10,8
	60	100	8,1 ± 2,4	9,4	8,1 ± 2,4	8,1
		75	9,5 ± 2,3	11,6	9,0 ± 2,3	8,4
		50	10,3 ± 2,3	14,2	9,2 ± 2,2	9,0
	90	100		8,8		7,0
		75		10,5		8,2
		50		12,4		9,1
− 60	0	100		11,7		9,7
		75		13,5		10,5
		50		15,2		11,3
	30	100	10,2 ± 3,1	12,3	10,0 ± 3,4	8,9
		75	12,2 ± 3,4	13,1	10,8 ± 3,7	9,4
		50	12,5 ± 3,4	14,0	11,2 ± 3,3	9,9
	60	100	9,7 ± 3,3	11,2	9,2 ± 3,1	8,1
		75	11,3 ± 3,4	12,6	10,2 ± 3,1	8,2
		50	11,3 ± 3,1	14,5	10,3 ± 3,0	8,7
	90	100		10,3		7,5
		75		11,4		8,4
		50		12,8		9,3

Tab. 9 Maximale Drehkräfte im Greifraum

Lage des Kraftangriffspunktes im Greifraum (vgl. Abb. 2 und 3)			Pronationskraft Drehrichtung nach innen		Supinationskraft Drehrichtung nach außen	
Winkel α Grad	Winkel β Grad	Armreichweite %	nach Literatur mkp	nach Isodynen mkp	nach Literatur mkp	nach Isodynen mkp
+30	0	100	1,18 ± 0,32	1,10	1,00 ± 0,23	0,80
		75	1,57 ± 0,39	1,52	1,50 ± 0,27	1,68
		50	1,70 ± 0,43	1,72	1,55 ± 0,30	1,78
	30	100	1,18 ± 0,30	1,00	0,99 ± 0,23	1,00
		75	1,57 ± 0,36	1,40	1,53 ± 0,28	1,64
		50	1,68 ± 0,40	1,60	1,56 ± 0,32	1,73
	60	100	1,14 ± 0,31	1,00	0,96 ± 0,22	0,90
		75	1,55 ± 0,33	1,31	1,48 ± 0,27	1,60
		50	1,64 ± 0,35	1,53	1,53 ± 0,31	1,60
	90	100		0,90		0,90
		75		1,16		1,55
		50		1,44		1,65
0	0	100	1,20 ± 0,29	1,10	0,67 ± 0,16	0,60
		75	1,79 ± 0,40	1,58	1,56 ± 0,29	1,62
		50	1,83 ± 0,38	1,83	1,57 ± 0,30	1,87
	30	100	1,25 ± 0,31	1,00	0,68 ± 0,18	0,60
		75	1,82 ± 0,40	1,55	1,53 ± 0,27	1,65
		50	1,79 ± 0,39	1,72	1,56 ± 0,28	1,72
	60	100	1,21 ± 0,30	1,10	0,68 ± 0,19	0,60
		75	1,81 ± 0,40	1,54	1,53 ± 0,27	1,60
		50	1,81 ± 0,37	1,64	1,55 ± 0,29	1,60
	90	100		1,10		0,70
		75		1,31		1,57
		50		1,54		1,66
−30	0	100	1,38 ± 0,31	1,20	0,50 ± 0,15	0,50
		75	1,81 ± 0,33	1,85	1,33 ± 0,32	1,35
		50	1,85 ± 0,38	2,12	1,46 ± 0,32	1,59
	30	100	1,36 ± 0,30	1,30	0,52 ± 0,17	0,60
		75	1,82 ± 0,30	1,73	1,36 ± 0,32	1,48
		50	1,88 ± 0,32	1,89	1,46 ± 0,32	1,67
	60	100	1,33 ± 0,31	1,30	0,53 ± 0,18	0,60
		75	1,83 ± 0,33	1,70	1,34 ± 0,31	1,47
		50	1,87 ± 0,34	1,78	1,43 ± 0,30	1,60
	90	100		1,20		0,70
		75		1,58		1,25
		50		1,72		1,55
−60	0	100	1,59 ± 0,37	1,40	0,67 ± 0,28	0,68
		75	1,93 ± 0,21	2,04	0,91 ± 0,23	0,92
		50	1,96 ± 0,19	2,32	1,29 ± 0,31	1,18
	30	100	1,60 ± 0,35	1,50	0,66 ± 0,25	0,68
		75	1,96 ± 0,40	2,01	0,92 ± 0,24	0,80
		50	1,94 ± 0,33	2,18	1,28 ± 0,31	0,92
	60	100	1,58 ± 0,39	1,40	0,68 ± 0,25	0,66
		75	1,96 ± 0,43	1,95	0,92 ± 0,24	0,82
		50	1,94 ± 0,17	2,01	1,27 ± 0,30	0,94
	90	100		1,50		0,66
		75		1,84		0,81
		50		1,89		1,09

maximalen Pedalabstandes wurden die für jede Pedalhöhe *h* (im Bereich von
— 25 cm oberhalb bis + 50 cm unterhalb des Hüftgelenkes) gefundenen Maximalkräfte der fünf Versuchspersonen gemittelt. Die Mittelwerte sind in Abb. 15 zusammengestellt. In Abb. 16 sind Ausgleichskurven eingetragen, die durch die

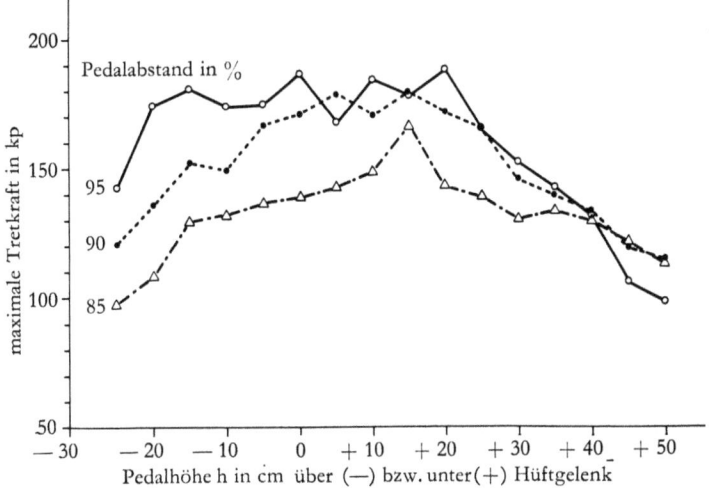

nach W. Rohmert

Abb. 15 Maximale Tretkräfte in Abhängigkeit von Pedalhöhe und Pedalabstand (Mittelwerte von fünf Vpn)

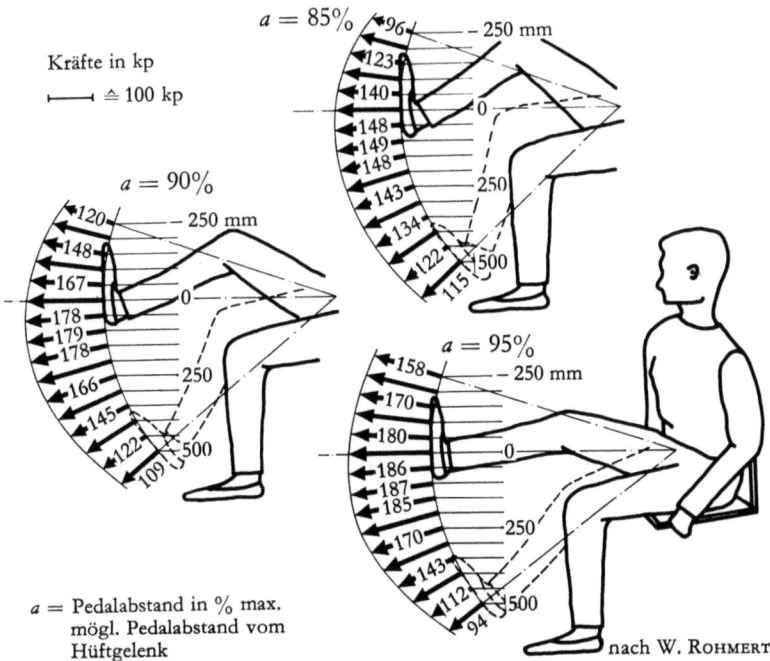

a = Pedalabstand in % max. mögl. Pedalabstand vom Hüftgelenk

nach W. Rohmert

Abb. 16 Tretkräfte (Kraftrichtung Hüftgelenk–Knöchel)

Linienzüge der Abb. 15 gelegt wurden. Die Abbildung enthält auch eine Skizze der Körper- und Beinstellungen, die die Versuchspersonen bei den Messungen einnahmen. Den eingezeichneten Kraftpfeilen ist die Größe und Richtung der ermittelten maximalen Tretkräfte zu entnehmen.

Wie die beiden Abb. 15 und 16 zeigen, erhöht sich die maximale Tretkraft, wenn der Pedalabstand verlängert, d. h. das Kniegelenk mehr gestreckt wird. Für einen Pedalabstand von 95% des Maximalabstandes fanden wir größere Tretkräfte als für einen Pedalabstand von 90 oder 85%.

In Tab. 10 werden unsere an fünf Männern ermittelten Tretkräfte mit den von ROHMERT und HETTINGER an 60 Studenten (Alter 22,4 $\pm$ 2,5 Jahre, Größe 177,5 $\pm$ 5,6 cm, Gewicht 73,3 $\pm$ 9,0 kp, LPI 3,5 $\pm$ 0,5) gemessenen Tretkräften verglichen. Danach sind die Tretkräfte der fünf Männer für alle Pedalstellungen größer als die des Kollektivs von 60 Männern. Der Grund ist darin zu sehen, daß unsere fünf Versuchspersonen im Hinblick auf ihre Tretkräfte sich vermutlich in einem besseren Trainingszustand befanden. Vp See beispielsweise betrieb Leichtathletik-Leistungssport; auch die Tretkräfte der beiden schwächsten Vpn Fe und Ri waren vermutlich höher als die von Männern vergleichbarer Konstitution im Kollektiv von ROHMERT und HETTINGER, da beide Versuchspersonen seit Monaten täglich in anderen Versuchen schwere Arbeiten am Fahrradergometer geleistet hatten. Bis auf vier Ausnahmen liegen jedoch die mittleren Tretkräfte unserer fünf Vpn innerhalb des $\pm$ 1 σ-Bereiches der Kräfte des Kollektivs von 60 Männern.

Tab. 10 Tretkräfte an einem Fußpedal im Bewegungsraum der Beine

Lage des Fußpedals im Bewegungsraum der Beine		Maximale Tretkraft	
Pedalhöhe (vgl. Abb. 4) cm	Pedalabstand (vgl. Abb. 4) %	nach Literatur für 60 Vpn kp	nach Messungen für 5 Vpn kp
−20	95	138,6 $\pm$ 31,6	164
	90	125,8 $\pm$ 34,5	136
	85	105,0 $\pm$ 29,7	110
$\pm$ 0	95	138,0 $\pm$ 29,7	183
	90	130,4 $\pm$ 32,7	173
	85	122,9 $\pm$ 30,4	144
+15	95	143,0 $\pm$ 31,3	185
	90	136,4 $\pm$ 28,2	178
	85	128,7 $\pm$ 29,7	148
+30	95	135,4 $\pm$ 28,6	137
	90	127,1 $\pm$ 31,6	156
	85	115,3 $\pm$ 31,9	139
+45	95	106,9 $\pm$ 23,8	112
	90	108,7 $\pm$ 27,7	122
	85	106,8 $\pm$ 30,4	122

5. Folgerungen aus den Ergebnissen

Die Ergebnisse der Maximalkraftmessungen besitzen folgende praktische Bedeutung:

a) Für die Berücksichtigung der Erholungszeit für statische Haltearbeit in der Vorgabezeit.
   Bei der Ermittlung von Erholungspausen für statische Haltearbeit ist die Kenntnis der maximal möglichen Muskelkraft erforderlich, da die Haltekraft als Bruchteil dieser Maximalkraft berücksichtigt wird (ROHMERT [22]).
b) Für die Arbeitsbewertung.
   Wenn die maximale Leistungsfähigkeit für statische Haltearbeiten am Arbeitsplatz bekannt ist, läßt sich jede verlangte Leistung relativ dazu angeben. Auf diese Weise kann das Schätzen der Arbeitsschwere in der Arbeitsbewertung quantifiziert werden.
c) Für die Arbeitsgestaltung.
   Der Konstrukteur kann dem biometrischen Kraftatlas Optimalstellungen und günstige Kraftrichtungen für statisch ausgeübte Kräfte an Bedienteilen im Bewegungsraum der Arme und Beine entnehmen.

Den Ergebnissen ist neben ihrer praktischen Bedeutung auch eine theoretische Bedeutung beizumessen. Möglicherweise liefern die Ergebnisse die erforderlichen mathematischen und mechanischen Voraussetzungen (ROHMERT [23]) dafür, ein Gliedmaßenmodell des menschlichen Körpers zu konstruieren, an dem Kräfte im gesamten Bewegungsraum vorausberechnet werden können. Mit entsprechenden Untersuchungen ist begonnen worden.

6. Zusammenfassung

An fünf nach konstitutionellen Gesichtspunkten ausgewählten Studenten wurden Maximalkraftmessungen durchgeführt im Bewegungsraum der Arme in den sechs Koordinatenrichtungen und für beide Drehrichtungen sowie im Bewegungsraum der Beine als maximale Tretkräfte in der Symmetrieebene des Körpers.

Die Ergebnisse sind zu einem biometrischen Kraftatlas zusammengefaßt worden. Zur Darstellung zeichneten wir Isodynen (Linien gleicher Kräfte) im Bewegungsraum.

Die Genauigkeit der Kraftmessungen wird diskutiert. Um den individuellen Streubereich der Lage der Isodynen anzugeben, wurden die Ergebnisse mit früheren Stichprobenuntersuchungen von Rohmert und Hettinger an einem Kollektiv von 60 Studenten verglichen.

Aus den Ergebnissen werden Folgerungen gezogen und deren praktische und theoretische Bedeutung wird diskutiert.

7. Literaturverzeichnis

[1] BECK, W., und TH. HETTINGER, Ist die Bewertung von Kraftmessungen bei der Begutachtung sinnvoll? Monatsschrift für Unfallheilkunde 59, 116–118 (1956).
[2] BRAUNE, W., und O. FISCHER, Über den Schwerpunkt des menschlichen Körpers mit Rücksicht auf die Ausrüstung des deutschen Infanteristen. Abh. d. math.-phys. Kl. d. k. Sächs. Ges. d. Wiss. 15, 242–310 (1890).
[3] CALDWELL, L. S., The effect of the spatial position of a control on the strength of six linear hand movements. US Army Medical Research Laboratory, Fort Knox, Kentucky, Report Nr. 411 (1959).
[4] CHAPANIS, A., Human Engineering. Contract Nr. 5 – ori – 166, Report Nr. 166 – I – 215, Office of Naval Research.
[5] CLARKE, H. H., E. C. ELKINS, G. M. MARTIN and K. G. WAKIM, Relationship between body position and the application of muscle power to movements of joints. Archiv Physic. Med. 31, 81–89 (1950).
[6] DEMENTJEW, Die Entwicklung der Muskelkraft des Menschen im Verhältnis zur gesamten Körperentwicklung (russisch). (1889) zitiert nach J. H. O. REIYS.
[7] DEMPSTER, W. T., Space requirements of the seated operator. Wright Air Development Center, Technical Report 55-159, United States Air Force (1955).
[8] DEMPSTER, W. T., Analysis of two-handed pulls using free body diagrams. Journal of Appl. Physiol. 13, 469–480 (1958).
[9] FISHER, M. B., and I. E. BIRREN, Age and strength. Journal of Appl. Psychol. 31, 490–497 (1947).
[10] FOX, K., The effect of clothing on certain measures of strength of upper extremities. Headquarter Quartermaster Research and Engineering Command, US Army, Technical Report Nr. EP-47 (1957).
[11] GALTON, zitiert nach FISHER, M. B., und I. E. BIRREN.
[12] GARRY, R. C., The factors determining the most effective push or pull which can be exerted by a human being on a straight lever moving in a vertical plane. Arbeitsphysiol. 3, 330–346 (1930).
[13] HETTINGER, TH., Die Muskelkraft bei Frauen und Männern. Zbl. f. Arbeitswissenschaft 14, 79–84 (1960).
[14] HETTINGER, TH., Die Muskelkraft und die Muskeltrainierbarkeit des Jugendlichen. Zbl. f. Arbeitswissenschaft 12, 66–67 (1958).
[15] JONES, C. E., I. L. COBRICK and H. F. GAYDOS, Anthropometric and biomechanical characteristics of the hand. Headquarters Quartermaster Research and Engineering Command, US Army, Technical Report Nr. EP-100 (1958).
[16] LEHMANN, G., und F. STIER, Mensch und Gerät. Handbuch der gesamten Arbeitsmedizin, Bd. 1: Arbeitsphysiologie, Verlag Urban und Schwarzenberg, München (1961).
[17] MÜLLER, E. A., Ein Leistungspulsindex als Maß der Leistungsfähigkeit. Arbeitsphysiologie 14, 271–284 (1950).
[17a] MÜLLER, E. A., Die günstigste Anordnung im Sitzen betätigter Fußhebel. Arb. physiol. 9, 125–137 (1936).

[18] QUETELET, A., Sur l'homme et le développement de ses facultés. Paris: Bachelier, Impemeur-Libraire, 2 vols. (1835).

[19] REICHEL, H., Quantitative Beziehungen zwischen Ruhe- und Reizzustand des Skelettmuskels. Z. f. Biologie 97, 429–444 (1936).

[20] REIYS, J. H. O., Über die Veränderung der Kraft während der Bewegung. Pflügers Archiv 191, 234–257 (1921).

[21] ROHMERT, W., Ergebnisse von Kraftmessungen. Unveröffentlicht (1959).

[22] ROHMERT, W., Ermittlung von Erholungspausen für statische Arbeit des Menschen. Int. Z. angew. Physiol. einschl. Arbeitsphysiol. 18, 123–164 (1960).

[23] ROHMERT, W., Die Armkräfte des Menschen im Stehen bei verschiedener Körperstellung. Int. Z. angew. Physiol. einschl. Arbeitsphysiol. 18, 175–190 (1960).

[24] ROHMERT, W., Untersuchung statischer Haltearbeiten in achtstündigen Arbeitsversuchen. Int. Z. angew. Physiol einschl. Arbeitsphysiol. 19, 35–55 (1961).

[25] ROHMERT, W., Statische Haltearbeit des Menschen. Sonderheft der REFA-Nachrichten, Beuth-Vertrieb, Berlin (1960).

[26] ROHMERT, W., und TH. HETTINGER, Körperkräfte im Bewegungsraum. RKW-Schriftenreihe Arbeitsphysiologie, Beuth-Vertrieb, Berlin, Köln, Frankfurt (1963).

[27] ROHMERT, W., und H. NEUHAUS, Der Einfluß verschiedener Ruhelänge des Muskels auf die Geschwindigkeit der Kraftzunahme durch isometrisches Training. Int. Z. angew. Physiol. einschl. Arbeitsphysiol. 20, 498–514 (1965).

[28] SCHNEWLIN, H., Anatomische Faktoren bei der Arbeitsplanung: Körperbau und Körpermechanik. RKW-Auslandsdienst, Heft A 18, Beuth-Vertrieb, Berlin (1960).

[29] SCHOCHRIN, W. A., Die Muskelkraft der Beuger und Strecker des Unterschenkels. Arbeitsphysiol. 8, 251–260 (1935).

[30] UFLAND, J. M., Einfluß des Lebensalters, des Geschlechts, der Konstitution und des Berufes auf die Kraft verschiedener Muskelgruppen. I. Mitt.: Über den Einfluß des Lebensalters auf die Muskelkraft. Arbeitsphysiol. 6, 653–663 (1933).

[31] UFLAND, J. M., Einfluß des Lebensalters, des Geschlechts, der Konstitution und des Berufes auf die Kraft verschiedener Muskelgruppen. II. Mitt.: Die Muskelkraft bei Vertretern verschiedener Konstitutionstypen. Arbeitsphysiol. 7, 232–237 (1934).

[32] UFLAND, J. M., Einfluß des Lebensalters, des Geschlechts, der Konstitution und des Berufes auf die Kraft verschiedener Muskelgruppen. III. Mitt.: Über das dynamometrische Profil bei Vertretern verschiedener Berufe. Arbeitsphysiol. 7, 238–250 (1934).

[33] UFLAND, J. M., Einfluß des Lebensalters, des Geschlechts, der Konstitution und des Berufes auf die Kraft verschiedener Muskelgruppen. IV. Mitt.: Über die dynamometrischen Werte bei Männern und Frauen. Arbeitsphysiol. 7, 251–258 (1934).

[34] WAKIM, K. G., J. W. GERSTEN, E. C. ELKINS and G. M. MARTIN, Objective recording of muscle strength. Archiv Physic. Med. 31, 90–99 (1950).

[35] WHITNEY, R. J., The strength of the lifting action in man. Ergonomics 1, 101–128 (1958).

FORSCHUNGSBERICHTE DES LANDES NORDRHEIN-WESTFALEN

Herausgegeben im Auftrage des Ministerpräsidenten Dr. Franz Meyers
von Staatssekretär Prof. Dr. h. c. Dr.-Ing. E. h. Leo Brandt

ARBEITSWISSENSCHAFT

HEFT 4
Prof. Dr. med. Erich A. Müller und Dipl.-Ing. H. Spitzer, Max-Planck-Institut für Arbeitsphysiologie, Dortmund
Untersuchungen über die Hitzebelastung in Hüttenbetrieben
1952. 28 Seiten, 5 Abb., 1 Tabelle. DM 9,—

HEFT 76
Max-Planck-Institut für Arbeitsphysiologie, Dortmund
Arbeitstechnische und arbeitsphysiologische Rationalisierung von Mauersteinen
1954. 41 Seiten, 12 Abb., 3 Tabellen. DM 10,20

HEFT 113
Prof. Dr. med. Otto Graf†, Max-Planck-Institut für Arbeitsphysiologie, Dortmund
Erforschung der geistigen Ermüdung und nervösen Belastung: Studien über die vegetative 24-Stunden-Rhythmik in Ruhe und unter Belastung
1955. 40 Seiten, 12 Abb. Vergriffen

HEFT 114
Prof. Dr. med. Otto Graf†, Max-Planck-Institut für Arbeitsphysiologie, Dortmund
Studien über Fließarbeitsprobleme an einer praxisnahen Experimentieranlage
1954. 19 Seiten, 6 Abb. DM 7,—

HEFT 115
Prof. Dr. med. Otto Graf†, Max-Planck-Institut für Arbeitsphysiologie, Dortmund
Studium über Arbeitspausen in Betrieben bei freier und zeitgebundener Arbeit (Fließarbeit) und ihre Auswirkung auf die Leistungsfähigkeit
1954. 35 Seiten, 13 Abb., 2 Tabellen. DM 9,80

HEFT 118
Prof. Dr. med. Erich A. Müller und Dr. H. G. Wenzel, Max-Planck-Institut für Arbeitsphysiologie, Dortmund
Neuartige Klima-Anlage zur Erzeugung ungleicher Luft- und Strahlungstemperaturen in einem Versuchsraum
1954. 43 Seiten, 10 z.T. mehrfarb. Abb. DM 14,—

HEFT 126
Prof. Dr.-Ing. habil. Joseph Mathieu, Aachen
Arbeitszeitvergleich
Grundlagen, Methodik und praktische Durchführung
Erläutert an Untersuchungsbeispielen aus der Gesenkherstellung der Werkzeug- und Schneidwarenindustrie
1955. 55 Seiten. Vergriffen

HEFT 129
Prof. Dr.-Ing. habil. Joseph Mathieu und Dr. Carl Alexander Roos, Aachen
Die Anlernung von Industriearbeitern
I. Ergebnisse einer grundsätzlichen Untersuchung der gegenwärtigen Industriearbeiter-Kurzanlernung
1955. 92 Seiten. Vergriffen

HEFT 130
Prof. Dr.-Ing. habil. Joseph Mathieu und Dr. Carl Alexander Roos, Aachen
Die Anlernung von Industriearbeitern
II. Beiträge zur Methodenfrage der Kurzanlernung
1955. 93 Seiten. Vergriffen

HEFT 253
Dipl.-Ing. S. Schirmansky, Berghausen
Stand und Auswertung der Forschungsarbeiten über Temperatur- und Feuchtigkeitsgrenzen bei der bergmännischen Arbeit
1956. 69 Seiten, 24 Abb., 12 Tabellen. DM 17,10

HEFT 257
Prof. Dr. med. Gunther Lehmann und Dr. med. J. Tamm, Max-Planck-Institut für Arbeitsphysiologie, Dortmund
Die Beeinflussung vegetativer Funktionen der Menschen durch Geräusche
1956. 37 Seiten, 25 Abb., 3 Tabellen. Vergriffen

HEFT 359
Dr.-Ing. Franz Joseph Meister, Düsseldorf
Veränderung der Hörschärfe, Lautheitsempfindung und Sprachaufnahme während des Arbeitsprozesses bei Lärmarbeiten
1957. 74 Seiten, 11 Abb., 40 Audiogramme, zahlreiche Tabellen. DM 19,90

HEFT 362
Prof. Dr. med. Gunther Lehmann und Dipl.-Phys. Dieter Dieckmann, Max-Planck-Institut für Arbeitsphysiologie, Dortmund
Die Wirkung mechanischer Schwingungen (0,5 bis 100 Hertz) auf den Menschen
1956. 92 Seiten, 53 Abb., 6 Tabellen. DM 22,50

HEFT 371
Dr. phil. Wilhelm Lejeune, Köln
Beitrag zur statistischen Verifikation der Minderheiten-Theorie
1958. 65 Seiten, 14 Abb. DM 17,90

HEFT 466
Forschungsinstitut für Rationalisierung an der Rhein.-Westf. Technischen Hochschule Aachen
Direktor: Prof. Dr.-Ing. Joseph Mathieu
Überbetrieblicher Verfahrensvergleich
Eine Methode zum Vergleich von Fertigungsverfahren an Hand von Arbeitszeiten und deren Bewertung durch Kosten. Erläutert am Beispiel der Zahnradherstellung
1958. 56 Seiten, 16 Abb. DM 16,65

HEFT 480
Dr. phil. Kurt Brücker-Steinkuhl, Düsseldorf
Anwendung mathematisch-statistischer Verfahren bei der Fabrikationsüberwachung
1958. 93 Seiten, 23 Abb. DM 23,80

HEFT 517
Prof. Dr. med. Gunther Lehmann und Dr. med. Joachim Meyer-Delius, Max-Planck-Institut für Arbeitsphysiologie, Dortmund
Gefäßreaktionen der Körperperipherie bei Schalleinwirkung
1958. 24 Seiten, 12 Abb., 2 Tabellen. DM 9,15

HEFT 518
Dr.-Ing. Heinz Scheffler, Max-Planck-Institut für Arbeitsphysiologie, Dortmund
Funktionelle Zusammenhänge der dynamischen Einflußgrößen beim handgeführten Druckluft-Abbauhammer und ihre Berücksichtigung für die Konstruktion rückstoßarmer Hämmer
1958. 124 Seiten, 68 Abb., 11 Tabellen. DM 34,65

HEFT 529
Dr. phil. Günter Riedel, Max-Planck-Institut für Arbeitsphysiologie, Dortmund
Direktor: Prof. Dr. med. Gunther Lehmann
Messung und Regelung des Klimazustandes durch eine die Erträglichkeit für den Menschen anzeigende Klimasonde
1958. 63 Seiten, 34 Abb. DM 17,95

HEFT 530
Prof. Dr. med. Otto Graf †, Max-Planck-Institut für Arbeitsphysiologie, Dortmund
Nervöse Belastung im Betrieb. I. Teil: Nachtarbeit und nervöse Belastung
1958. 52 Seiten, 10 Abb. Vergriffen

HEFT 558
Dr. phil. Carl Alexander Roos, Aus dem Arbeitswissenschaftlichen Institut der Rhein.-Westf. Technischen Hochschule Aachen
Direktor: Professor Dr.-Ing. habil. Joseph Mathieu
Menschlich bedingte Fehlleistungen im Betrieb und Möglichkeiten ihrer Verringerung
1958. 93 Seiten. DM 24,20

HEFT 582
Dr. phil. Carl Alexander Roos, Aachen
Arbeitsleistung und Arbeitsgüte
(Ergebnisse experimenteller arbeitspsychologischer Untersuchungen.) Aus dem Institut für Arbeitswissenschaft der Rhein.-Westf. Techn. Hochschule Aachen. Direktor: Prof. Dr.-Ing. habil. Joseph Mathieu
1958. 63 Seiten. DM 17,—

HEFT 584
Gerhard Kroebel, Düsseldorf
Maßnahmen der Nachwuchs- und Talentförderung im Deutschen Gewerkschaftsbund
1958. 57 Seiten. DM 16,35

HEFT 585
Dr. phil. habil. Max Simoneit, Köln
Gedanken und Vorschläge zur Auslese technischer Talente
1958. 43 Seiten. DM 13,35

HEFT 593
Dr. phil. Carl Alexander Roos, Institut für Arbeitswissenschaft der Rhein.-Westf. Technischen Hochschule Aachen
Direktor: Prof. Dr.-Ing. habil. Joseph Mathieu
Berufseignung und Berufseinsatz. I. Teil
1958. 61 Seiten, 7 Tabellen. DM 18,20

HEFT 611
Aufgaben der Talentförderung
Vorträge und Diskussionen der Konferenz des „Arbeitskreises für Talentaktivierung" im Deutschen Institut für Talentstudien. Zusammengestellt vom Leiter des Deutschen Institutes für Talentstudien, *Dr. Reinhold Schairer*
1958. 76 Seiten. DM 20,80

HEFT 612
Dr. jur. Hellmut Bauer, Köln
Der Betrieb als Bildungsfaktor
1958. 107 Seiten. DM 26,40

HEFT 613
Prof. Dr. phil. habil. Ernst Graeser, Göttingen
Vergleichende Studie über die Art, die Bedeutung und den Erfolg der Ausbildung von Ingenieuren, Mathematikern und Naturwissenschaftlern in der sogenannten Deutschen Demokratischen Republik und in der Bundesrepublik
1958. 43 Seiten. DM 13,80

HEFT 619
Prof. Dr. med. Otto Graf †, und Dr. med. Dr. phil. Joseph Rutenfranz, Max-Planck-Institut für Arbeitsphysiologie, Dortmund
Zur Frage der Belastung von Jugendlichen
1958. 66 Seiten, 18 Abb., 12 Tabellen. DM 16,50

HEFT 623
Prof. Dr.-Ing. Joseph Mathieu und Dr. phil. Carl Alexander Roos, Institut für Arbeitswissenschaft der Rhein.-Westf. Technischen Hochschule Aachen
Berufseignung und Berufseinsatz. II. Teil
1958. 67 Seiten, 6 Abb. DM 17,—

HEFT 631
Dr. Erich Wedekind, Krefeld
Der Einfluß der Automatisierung auf die Struktur der Maschinen und Arbeiterzeiten am mehrstelligen Arbeitsplatz in der Textilindustrie
1958. 71 Seiten, 34 Abb., 8 Tabellen. DM 21,10

HEFT 636
Prof. Dr.-Ing. Joseph Mathieu und Dr. phil. Sigrid Barlen, Forschungsinstitut für Rationalisierung an der Rhein.-Westf. Technischen Hochschule Aachen
Richtwerte für Zeitaufwand und Kosten von Dokumentationsarbeiten
1958. 54 Seiten. Vergriffen

HEFT 637
Prof. Dr.-Ing. Joseph Mathieu und Dr. phil. Carl Alexander Roos, Forschungsinstitut für Rationalisierung an der Rhein.-Westf. Technischen Hochschule Aachen
Berufsnachwuchspolitische Anschauungen und Bestrebungen von Lehrfirmen in Industrie und Handel
1958. 38 Seiten. DM 10,20

HEFT 641
Prof. Dr.-Ing. Joseph Mathieu und Dr. phil. Max Gnielinski, Forschungsinstitut für Rationalisierung an der Rhein.-Westf. Technischen Hochschule Aachen
Die industrielle Produktivität in neuerer Sicht
1958. 131 Seiten, 16 Abb., 31 Tabellen. DM 31,70

HEFT 646
Prof. Dr.-Ing. Joseph Mathieu und Dr. phil. Carl Alexander Roos, Institut für Arbeitswissenschaft der Rhein.-Westf. Technischen Hochschule Aachen
Die industrielle Facharbeiterausbildung und Vorschläge für ihre Verbesserung
1959. 101 Seiten, 10 Abb., 4 Tabellen. DM 25,60

HEFT 650
Dr. phil. nat. H. A. Elsner, Aachen
Aufbau einer Fachdokumentation aus vorhandenen Referatdiensten
1958. 36 Seiten, 1 Abb., 2 Tabellen. Vergriffen

HEFT 677
Dr. sc. agr. Fritz Riemann, Dipl.-Volksw. Rolf Hengstenberg und Dipl.-Ldw. Günter Bunge, Agrarsoziale Gesellschaft e.V., Göttingen
Der ländliche Raum als Standort industrieller Fertigung
1959. 195 Seiten und viele Tabellen. DM 46,40

HEFT 715
Dr. Erich Wedekind, Krefeld
Die Auftragsplanung und Arbeitsorganisation in gewerblichen Wäschereien
1959. 116 Seiten, 25 Abb. DM 29,50

HEFT 721
Ferdinand-Ernst Nord, Köln
Der Stifterverband für die Deutsche Wissenschaft und die Begabtenförderung an den wissenschaftlichen Hochschulen
1959. 30 Seiten. DM 8,40

HEFT 758
Forschungsinstitut für Internationale Technische Zusammenarbeit an der Rhein.-Westf. Technischen Hochschule Aachen
Prof. Dr. Antonio Pinilla Sanchez-Concha
Über den Begriff der industriellen Arbeit
Labour Relations and Human Relations
1959. 15 Seiten. DM 5,40

HEFT 768
Prof. Dr. Erich A. Müller und Dipl.-Ing. Walter Rohmert, Max-Planck-Institut für Arbeitsphysiologie, Dortmund
Erholungszuschläge bei Arbeitswechsel
1959. 20 Seiten, 6 Abb., 5 Tabellen. DM 6,50

HEFT 793
Dipl.-Ing. Walter Rohmert, Max-Planck-Institut für Arbeitsphysiologie, Dortmund
Statische Belastung bei gewerblicher Arbeit
Dr. med. Dr. phil. Gerd Jansen, Max-Planck-Institut für Arbeitsphysiologie, Dortmund
Grundsätzliche Bemerkungen über die experimentelle Lärmforschung
1959. 76 Seiten, 34 Abb., 34 Tabellen. DM 22,40

HEFT 808
Dr. phil. Hansgeorg Bartenwerfer, Institut für Psychologie der Universität Marburg
Beiträge zum Problem der psychischen Beanspruchung. I. Teil: Untersuchungen zu den Grundfragen und zur Erfassung der psychischen Beanspruchung in der Industrie
1960. 94 Seiten. DM 23,60

HEFT 822
Dr. rer. nat. Heinz Schmidtke und Dr.-Ing. Fritz Stier, Max-Planck-Institut für Arbeitsphysiologie, Dortmund
Der Aufbau komplexer Bewegungsabläufe aus Elementarbewegungen
1960. 77 Seiten, 34 Abb., 4 Tabellen. DM 21,60

HEFT 826
Wäschereiforschung Krefeld e V., Abt. Hauswäscherei
Arbeitszeitstudien an Haushaltsbottichwaschmaschinen gleicher Art und Größe mit verschiedener Ausstattung
1960. 37 Seiten, 10 Abb., 4 Tabellen. DM 12,20

HEFT 827
Dr.-Ing. Egon Sattler, Verband Deutscher Streichgarnspinner, Düsseldorf
Disposition mit Arbeitsvorbereitung und Vertriebsvorbereitung in der einstufigen (Verkaufs-) Streichgarnspinnerei
1960. 60 Seiten, 5 Anlagen. DM 15,90

HEFT 828
Verband der deutschen Tuch- und Kleiderstoffindustrie e. V., Köln, in Zusammenarbeit mit dem Ausschuß für Wirtschaftliche Fertigung e. V., Düsseldorf
Disposition mit Arbeitsvorbereitung und Vertriebsvorbereitung in der Tuch- und Kleiderindustrie
1960. 67 Seiten, 8 Anlagen. DM 17,90

HEFT 837
Dr. rer. nat. Heinz Schmidtke und Dr. phil. Hugo Schmale, Max-Planck-Institut für Arbeitsphysiologie, Dortmund
Direktor: *Prof. Dr. med. Gunther Lehmann*
Untersuchungen über die Sehanforderungen in der Präzisionsindustrie
1960. 107 Seiten, 36 Abb., 12 Tabellen, 22 Übersichten. DM 28,90

HEFT 854
Prof. Dr.-Ing. habil. Joseph Mathieu und Dipl.-Ing. Franz Hildebrandt, Forschungsinstitut für Rationalisierung an der Rhein.-Westf. Technischen Hochschule Aachen
Beitrag zur Verbesserung der Arbeitswirksamkeit in Konstruktionsbüros
1960. 63 Seiten, 14 Abb. DM 17,10

HEFT 875
Dipl.-Ing. Franz Hildebrandt, Forschungsinstitut für Rationalisierung an der Rhein.-Westf. Technischen Hochschule Aachen
Dr.-Ing. Fritz Stier, Max-Planck-Institut für Arbeitsphysiologie, Dortmund
Untersuchungen zur Verbesserung und Rationalisierung der Arbeit am Reißbrett
1960. 61 Seiten, 13 Abb., 2 Tabellen. Vergriffen

HEFT 938
Dr.-Ing. Walter Rohmert, Max-Planck-Institut für Arbeitsphysiologie, Dortmund
Die Grundlagen der Beurteilung statischer Arbeit
1960. 33 Seiten, 9 Abb., 1 Tabelle. DM 10,50

HEFT 941
Dr. rer. nat. Heinz Schmidtke, Max-Planck-Institut für Arbeitsphysiologie, Dortmund
Untersuchungen über die Abhängigkeit der Bewegungsgenauigkeit im Raum von der Körperstellung
1961. 76 Seiten, 26 Abb., 8 Tabellen. DM 21,70

HEFT 1019
Prof. Dr. med. habil. Kurt Herzog, Krefeld
Zur Methodik der fortlaufenden graphischen Registrierung von Bewegungen der Gliedmaßengelenke des Menschen
1961. 59 Seiten, 26 Abb. DM 19,—

HEFT 1031
Prof. Dr. med. Erich A. Müller, Max-Planck-Institut für Arbeitsphysiologie, Dortmund
Die Messung der körperlichen Leistungsfähigkeit mit einem einzigen Prüfverfahren
1961. 29 Seiten, 5 Abb., 2 Tabellen. DM 10,80

HEFT 1052
Prof. Dr.-Ing. Joseph Mathieu, Dr. rer. nat. Konstantin Behnert und Dipl.-Ing. Johann Heinrich Jung, Forschungsinstitut für Rationalisierung an der Rhein.-Westf. Technischen Hochschule Aachen
Mathematisch-organisatorische Studie zur Planung der Kapazität von Betriebsanlagen (bearbeitet am Beispiel einer Förderanlage unter Tage)
1961. 62 Seiten. DM 20,60

HEFT 1073
Prof. Dr.-Ing. Joseph Mathieu, Dr. rer. pol. Roland A. Schmitz und Dipl.-Kfm. Paul Müller-Giebeler, Forschungsinstitut für Rationalisierung an der Rhein.-Westf. Technischen Hochschule Aachen
Untersuchungen über methodische Grundlagen und Anwendbarkeit von Vertriebskosten-Vergleichen
1962. 79 Seiten, 5 Tabellen, zahlreiche Anl. DM 39,—

HEFT 1111
Prof. Dr.-Ing. Joseph Mathieu und Dr.-Ing Werner Zimmermann, Institut für Arbeitswissenschaft der Rhein.-Westf. Technischen Hochschule Aachen
Bestimmung des optimalen Produktionsprogrammes in Industriebetrieben
(Rationalisierung und Programmplanung)
1963. 65 Seiten, 19 Abb., 19 Tabellen, 11 Simplex-Tabellen. Vergriffen

HEFT 1112
Prof. Dr.-Ing. Joseph Mathieu, Dipl.-Ing. Alfred Schnadt, Dipl.-Ing. Hans Schönefeld und Dr.-Ing. Werner Zimmermann, Institut für Arbeitswissenschaft der Rhein.-Westf. Technischen Hochschule Aachen
Beschäftigung und Ausbildung technischer Führungskräfte
1962. 108 Seiten, 2 Abb., 69 Tabellen. DM 49,50

HEFT 1131
Dr. Hansgeorg Bartenwerfer, Dr. Ludwig Kötter und Dr. Wilhelm Sickel, Institut für Psychologie der Universität Marburg
Direktor: *Prof. Dr. Heinrich Düker*
Beiträge zum Problem der psychischen Beanspruchung. II. Teil: Verfahren zur graduellen Beurteilung der psychischen Beanspruchung in der Industrie
1963. 99 Seiten, 15 Abb., 20 Tabellen. DM 36,80

HEFT 1178
Dr. med. Jürgen Stegemann, Max-Planck-Institut für Arbeitsphysiologie, Dortmund
Direktor: *Prof. Dr. med. Gunther Lehmann*
Energieumsatz, Wirkungsgrad und Pulsfrequenzverhalten des Hundes beim Laufen auf der Tretbahn im Vergleich zu den entsprechenden Daten des Menschen
1963. 35 Seiten, 25 Abb., 1 Tabelle. DM 18,50

HEFT 1180
Prof. Dr.-Ing. Joseph Mathieu und Dipl.-Ing. Siegfried Lehmann, Institut für Arbeitswissenschaft der Rhein.-Westf. Technischen Hochschule Aachen
Eigenarten der industriellen Mehrstellenarbeit
1963. 80 Seiten, 31 Abb., 4 Tabellen. DM 39,80

HEFT 1185
Dr. Herbert Scholz, Max-Planck-Institut für Arbeitsphysiologie, Dortmund
Die physische Arbeitsbelastung der Gießereiarbeiter
1963. 247 Seiten, 93 Abb., zahlr. Tabellen im Text und 17 Tabellen im Anhang. DM 118,—

HEFT 1211
Friedhelm Kistermann, Frankfurt/Main
Untersuchungen zur Wirtschaftlichkeit verschiedener Selektionsverfahren in der Dokumentation
1963. 115 Seiten, 15 Abb., 21 Tabellen. DM 44,50

HEFT 1215
Prof. Dr.-Ing. Joseph Mathieu und Dr. phil. Carl Alexander Roos, Institut für Arbeitswissenschaft der Rhein.-Westf. Technischen Hochschule Aachen
Berufswirklichkeit, Berufserziehung und Facharbeiterausbildung in der Industrie und speziell in den eisenverarbeitenden Industriezweigen
1963. 88 Seiten. DM 28,80

HEFT 1227
Prof. Dr.-Ing. Joseph Mathieu und Dr.-Ing. W. Frenz, Forschungsinstitut für Rationalisierung an der Rhein.-Westf. Technischen Hochschule Aachen
Untersuchungen zur Arbeitszeiteinteilung in kontinuierlich arbeitenden Betrieben
1963. 65 Seiten, zahlreiche Tabellen. DM 36,—

HEFT 1229
Dr.-Ing. Georg Ringenberg, Wetzlar
Ein Beitrag zur Beurteilung von Großzahlerscheinungen in der Arbeitswissenschaft mit Hilfe quantitativer Methoden
1963. 108 Seiten, 19 Abb., 13 Tabellen. DM 44,80

HEFT 1230
Dr.-Ing. Mostafa Hamdy Ahmed Hamdy, Cairo/VAR
Beitrag zur Kritik der Verfahren vorbestimmter Zeiten
1964. 88 Seiten, 33 Abb. DM 38,50

HEFT 1259
Priv.-Doz. Dr. med. Dr. phil. Joseph Rutenfranz und Prof. Dr. med. Otto Graf†, Max-Planck-Institut für Arbeitsphysiologie, Dortmund
Zur Frage der zeitlichen Belastung von Lehrkräften
1963. 53 Seiten, 5 Abb., 15 Tabellen. DM 24,—

HEFT 1260
Dr. med. Walter Sieber, Max-Planck-Institut für Arbeitsphysiologie, Dortmund
Die Bedeutung der Mechanisierung von Gewinnung, Ausbau und Versatz für die körperliche Belastung des Bergmannes im Steinkohlenbergbau
1963. 113 Seiten, 72 Abb., 42 Tabellen. DM 60,—

HEFT 1261
Dr. phil. Hugo Schmale, Prof. Dr. rer. nat. Heinz Schmidtke und Dr. phil. Adolf Vukovich, Max-Planck-Institut für Arbeitsphysiologie, Dortmund
Untersuchungen über den Grad der subjektiv gegebenen Beanspruchung bei körperlicher Arbeit
1963. 63 Seiten, 29 Abb., 7 Tabellen. DM 27,80

HEFT 1265
Dr.-Ing. Fulvio Fonzi, Institut für Arbeitswissenschaft der Rhein.-Westf. Technischen Hochschule Aachen
Direktor: Prof. Dr.-Ing. Joseph Mathieu
Beitrag zur Anwendung mathematischer Methoden für wirtschaftlichere Gestaltung der Fertigung
1964. 78 Seiten, 36 Abb. DM 48,50

HEFT 1266
Prof. Dr.-Ing. Joseph Mathieu und Dr.-Ing. Johann Heinrich Jung, Forschungsinstitut für Rationalisierung an der Rhein.-Westf. Technischen Hochschule Aachen
Rechenprogramm und Beispielrechnung zur Planung der Maschinenbelegung in einer Fertigungsstufe
1963. 33 Seiten, 3 Abb., 3 Tabellen. DM 15,60

HEFT 1269
Dipl.-Ing. K. H. Eberhard Kroemer, Max-Planck-Institut für Arbeitsphysiologie, Dortmund
Direktor: Prof. Gunther Lehmann
Bedienteile an Handpressen und anderen Werkzeugmaschinen
1963. 37 Seiten, 25 Abb., 2 Tabellen. DM 17,40

HEFT 1301
Dipl.-Ing. Peter Mevert, Forschungsinstitut für Rationalisierung an der Rhein.-Westf. Technischen Hochschule Aachen
Direktor: Prof. Dr.-Ing. Joseph Mathieu
Untersuchung über die Genauigkeit von Multimomentstudien
1964. 59 Seiten. DM 31,—

HEFT 1313
Joachim Hornung und Dr. med. Jürgen Stegemann, Max-Planck-Institut für Arbeitsphysiologie, Dortmund
Direktor: Prof. Dr. med. Gunther Lehmann
Ein nichtlineares kybernetisches Modell für die Pupillenreaktion auf Licht
1964. 37 Seiten, 24 Abb. DM 18,50

HEFT 1360
Prof. Dr. rer. nat. Heinz Schmidtke und Dr. phil. Hans Christoph Micko, Max-Planck-Institut für Arbeitsphysiologie, Dortmund
Untersuchungen über die Reaktionszeit bei Dauerbeobachtung
1964. 104 Seiten, 19 Abb., 25 Tabellen. DM 47,—

HEFT 1410
*Prof. Dr.-Ing. Joseph Mathieu,
Dr. phil. Carl Alexander Roos und
Dipl.-Ing. Hans-Peter Sieper, Institut für Arbeitswissenschaft der Rhein.-Westf. Technischen Hochschule Aachen*
Die wirtschafts- und betriebswissenschaftliche Grundausbildung innerhalb der Fachrichtungen »Maschinenbau« und »Verfahrenstechnik« an Ingenieurschulen der Bundesrepublik Deutschland
1965. 127 Seiten, zahlr. Abb., und Tabellen. DM 69,80

HEFT 1425
Prof. Dr. med. Otto Graf†, Priv.-Doz. Dr. med. Dr. phil. Joseph Rutenfranz und Dr. phil. Eberhard Ulich, Max-Planck-Institut für Arbeitsphysiologie, Dortmund
Nervöse Belastung bei industrieller Arbeit unter Zeitdruck
1965. 54 Seiten, 28 Abb. DM 31,—

HEFT 1426
Prof. Dr. med. Erich A. Müller, Max-Planck-Institut für Arbeitsphysiologie, Dortmund
Die Messung der Veränderung der vertikalen Blutverteilung beim Stehen
Dr. med. Jürgen Stegemann, Max-Planck-Institut für Arbeitsphysiologie, Dortmund
Der Einfluß künstlicher Beatmung auf den arteriellen Kohlendioxyddruck, das arterielle pH und die Stoffwechselgröße
1964. 54 Seiten, 15 Abb., 2 Tabellen. DM 25,50

HEFT 1442
Prof. Dr. rer. nat. Heinz Schmidtke und Dr. phil. Helmut Hoffmann, Max-Planck-Institut für Arbeitsphysiologie, Dortmund
Untersuchungen über die Dauerbeanspruchung der Aufmerksamkeit bei Überwachungstätigkeiten
1964. 70 Seiten, 12 Abb., 15 Tabellen. DM 28,50

HEFT 1456
*Dr.-Ing. Hans Schönefeld, Institut für Arbeitswissenschaft der Rhein.-Westf. Technischen Hochschule Aachen
Direktor: Prof. Dr.-Ing. Joseph Mathieu*
Beitrag zu Grundsatzfragen der Leistungsentlohnung vorzugsweise bei mechanisierter und teilweise automatisierter Fertigung
1965. 149 Seiten, 49 Abb. DM 68,—

HEFT 1461
Prof. Dr.-Ing. Joseph Mathieu, Dipl.-Ing. Ewald O. Dickhut und Dipl.-Ing. Karl-Heinz Kaps, Forschungsinstitut für Rationalisierung an der Rhein.-Westf. Technischen Hochschule Aachen
Der standardisierte kalkulatorische Verfahrensvergleich und seine Durchführung mit Hilfe von Lochkarten
*1965. 77 Seiten, 6 Abb., zahlreiche Tabellen.
DM 49,—*

HEFT 1516
Dr. Becker, im Auftrage der Landesvereinigung der industriellen Arbeitgeberverbände Nordrhein-Westfalen e. V., Düsseldorf
Klärung des diagnostischen Wertes von Verfahren der psychologischen Eignungsuntersuchung
In Vorbereitung

HEFT 1544
*Dr. med. Hans Gerd Wenzel
Max-Planck-Institut für Arbeitsphysiologie, Dortmund*
Die Erholungsdauer nach Hitzearbeit als Maß der Belastung
1965. 79 Seiten, 38 Abb., 8 Tabellen. DM 39,80

HEFT 1616
*Prof. Dr.-Ing. Walter Rohmert, Direktor des Instituts für Arbeitswissenschaft der Technischen Hochschule Darmstadt. Arbeit aus dem Max-Planck-Institut für Arbeitsphysiologie, Dortmund
Direktor: Prof. Dr. med. Gunther Lehmann
Leiter: Prof. Dr. med. Erich A. Müller*
Maximalkräfte von Männern im Bewegungsraum der Arme und Beine

HEFT 1653
Deutsches Krankenhausinstitut e. V., Düsseldorf
Physikalische Therapie. Studie zur Organisation und Gestaltung physikalisch-therapeutischer Abteilungen Allgemeiner Krankenhäuser
In Vorbereitung

HEFT 1661
Prof. Dr. rer. nat. Heinz Schmidtke, Max-Planck-Institut für Arbeitsphysiologie, Dortmund und Institut für Arbeitspsychologie der Technischen Hochschule München
Untersuchungen über die Auswirkungen anhaltenden Stehens auf psychische Leistungen
In Vorbereitung

HEFT 1687
*Dipl.-Ing. K. H. Eberhard Kroemer, Max-Planck-Institut für Arbeitsphysiologie, Dortmund
Direktor: Prof. Dr. med. Gunther Lehmann*
Über die ergonomische Bedeutung der räumlichen Lage kreisbogenförmiger Bewegungsbahnen von Betätigungsteilen. Beitrag zur Ermittlung der zweckmäßigen Art und günstigen räumlichen Anordnung von Betätigungsteilen (Bedienteilen), die wiederholt gegen Widerstandsmomente bis 7 mkp hin und herbewegt werden
In Vorbereitung

Verzeichnisse der Forschungsberichte aus folgenden Gebieten können beim Verlag angefordert werden:
Acetylen/Schweißtechnik – Arbeitswissenschaft – Bau/Steine/Erden – Bergbau – Biologie – Chemie – Eisenverarbeitende Industrie – Elektrotechnik/Optik – Energiewirtschaft – Fahrzeugbau/Gasmotoren – Druck/Farbe/Papier/Photographie – Fertigung – Funktechnik/Astronomie – Gaswirtschaft – Holzbearbeitung – Hüttenwesen/Werkstoffkunde – Kunststoffe – Luftfahrt/Flugwissenschaften – Luftreinhaltung – Maschinenbau – Mathematik – Medizin/Pharmakologie/NE-Metalle – Physik – Rationalisierung – Schall/Ultraschall – Schiffahrt – Textilforschung – Turbinen – Verkehr – Wirtschaftswissenschaften.

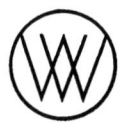

WESTDEUTSCHER VERLAG · KÖLN UND OPLADEN
567 Opladen/Rhld., Ophovener Straße 1–3

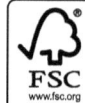

MIX
Papier aus verantwortungsvollen Quellen
Paper from responsible sources
FSC® C105338

If you have any concerns about our products,
you can contact us on
ProductSafety@springernature.com

In case Publisher is established outside the EU,
the EU authorized representative is:
**Springer Nature Customer Service Center GmbH
Europaplatz 3, 69115 Heidelberg, Germany**

Printed by Libri Plureos GmbH
in Hamburg, Germany